中国医学科学院健康科普研究中心推荐读物
国家卫计委临床医生科普项目
百科名医系列丛书

U0236729

专 家 解 读
子宫内膜异位症

王 清 著

中国协和医科大学出版社

图书在版编目（CIP）数据

专家解读子宫内膜异位症／王清著. —北京：中国协和医科大学出版社，
2015. 10

（百科名医系列丛书）

ISBN 978-7-5679-0382-1

Ⅰ. ①专…　　Ⅱ. ①王…　　Ⅲ. ①子宫内膜异位症-防治-问题解答

Ⅳ. ①R711. 71-44

中国版本图书馆 CIP 数据核字（2015）第 152740 号

专家解读

子宫内膜异位症

著　　者：王　清
责任编辑：许进力
助理编辑：高淑英

出版发行：中国协和医科大学出版社
　　　　　（北京东单三条九号　邮编 100730　电话 65260378）
网　　址：www. pumcp. com
经　　销：新华书店总店北京发行所
印　　刷：北京佳艺恒彩印刷有限公司

开　　本：710×1000　1/16 开
印　　张：9. 75
字　　数：110 千字
版　　次：2016 年 1 月第 1 版　　2016 年 1 月第 1 次印刷
印　　数：1—5000
定　　价：22. 00 元

ISBN 978-7-5679-0382-1

前　言

　　子宫内膜异位症是指具有生长能力和功能的子宫内膜组织种植在子宫腔以外部位而引起的疾病，是危害众多女性身心健康的一种慢性疾病，根据世界卫生组织资料显示，子宫内膜异位症在育龄期妇女的发病率为 6%～10%，发病高峰在 25～44 岁。近年来，发病呈现年轻化趋势。在不孕症妇女中发病率为 25%～40%。

　　子宫内膜异位症属于妇科常见病、多发病，为生育期妇女常见的一种良性进展性疾病，属妇科疑难病之一。因为此病虽为良性病变，但却具有类似恶性肿瘤的局部种植、浸润生长及远处转移能力。因而随着疾病进展，会给患病妇女带来疼痛难忍，生育困难的恶果，严重影响患者身心健康，家庭和睦。

　　时至今日，现代医学的研究也未能完全阐释清楚子宫内膜异位症的发病机制。随着研究的深入，西医强调子宫内膜异位症的个体化治疗，治疗的目标主要是针对症状改善和辅助生育为主，即减轻主要的疼痛相关症状，针对子宫内膜异位症引起的不孕症，根据病情、年龄等，可选手术、药物或者辅助生殖技术。

　　与西医不同，中医在治疗子宫内膜异位症有其独特方法。它的目的在于提高机体的全面机能，延缓疾病的进展，提高生活质量，并在养生膳食等辅助的治疗手段上，利用独特的体系和经验，可为经过激素或手术治疗后的子宫内膜异位症患者提供后续治疗和帮助。

　　此书旨在向子宫内膜异位症患者和感兴趣的读者介绍中西医对子宫内膜异位症的较为全面的认知，对患者日常诊治过程中提出的关于子宫内膜异位症的种种疑问进行了详细的解答，并介绍中西医的各种对疾病的认知和各种疗法，包括膳食、生活方式的指导等。当您翻开此书时，希望它能为思想开明及希望领略不同领域文化的您提供一种别样的视野。

王 清

2015. 3. 30

目 录

第一章　子宫内膜异位症基础知识篇

1. 什么是子宫内膜异位症？／1

2. 子宫内膜异位症是怎样发生的？／1

3. 子宫内膜异位症会遗传吗？／3

4. 从月经来潮开始就痛经的人会变成子宫内膜异位症吗？／3

5. 子宫内膜异位症与妇科肿瘤的关系，子宫内膜异位症会恶变吗？／4

6. 哪些妇女更易患子宫内膜异位症？／4

7. 子宫内膜异位症和我生活在这么污染的环境有关系吗？／5

8. 子宫内膜异位症和食物不安全有关系吗？／6

9. 子宫内膜异位症一般发生在什么年龄？／7

10. 古代中医是如何认识子宫内膜异位症的？／7

11. 现代中医如何认识子宫内膜异位的发病？／8

12. "宫寒"是子宫内膜异位症的发病原因吗？／9

13. 我经常贪凉，喜食冰激凌和爱喝凉饮料等，这会引起子宫内膜异位症吗？／10

14. 我喜爱吃辣的食物、烧烤类食物，会引起子宫内膜异位症吗？／11

15. 我经常生气，从中医看会得子宫内膜异位症吗？／12

16. 我平素体质很差，是不是也容易患上子宫内膜异位症？／12

17. 子宫腺肌病和子宫内膜异位症有什么不同？／13

第二章　子宫内膜异位症常见症状及诊断篇

18. 子宫内膜异位症患者有哪些不适感觉和身体异常？／14

19. 子宫内膜异位症最主要表现是什么？／15

20. 内异症之疼痛——所有的子宫内膜异位症都会引起疼痛吗？／15

21. 内异症之疼痛——子宫内膜异位症的痛经是什么样的？／16

22. 内异症之疼痛——什么是子宫内膜异位症引起的慢性盆腔疼痛？／18

23. 内异症之疼痛——同房疼痛是子宫内膜异位症的一个特定的症状吗？／18

24. 内异症之疼痛——排卵疼痛是子宫内膜异位症引起的吗？／19

25. 内异症之疼痛——经期肛门坠胀和排便痛也是子宫内膜异位症的特定表现吗？／20

26. 内异症之不孕——患了子宫内膜异位症就意味着不孕吗？／20

27. 内异症之不孕——子宫内膜异位症的不孕有什么样的身体不适表现？／21

28. 内异症之包块——巧克力囊肿是子宫内膜异位症吗？／21

29. 内异症之包块——巧克力囊肿必须要手术才能诊断吗？／22

30. 内异症之其他可能症状——内异症除了疼痛、不孕、包块外还有其他可能的表现吗？／22

31. 实验室血液检测的方法能辅助诊断子宫内膜异位症吗？／23

32. 如何知道自己是否患了子宫内膜异位症？／24

33. 妇科检查能帮助诊断子宫内膜异位症吗？／25

34. B超能够帮助我诊断是否患上了子宫内膜异位症吗？／26

35. 如果怀疑患子宫内膜异位症，应何时选择腹腔镜检查？／26

36. 其他的影像学检查如 X 线、MRI、CT 等对诊断子宫内膜异位症有帮助吗？／27

37. 诊断子宫内膜异位症还有其他抽血化验的检查方法吗？这些抽血诊断试验的准确性如何？/ 27

38. 哪些情况下要考虑子宫内膜异位症复发？/ 28

39. 子宫内膜异位症复发怎么诊断？/ 29

40. 如何诊断子宫内膜异位症恶变？/ 30

41. 中医如何诊断子宫内膜异位症？/ 31

42. 中医的瘀血和子宫内膜异位症的关系？/ 31

43. 中医的子宫内膜异位症有什么样的不适身体表现？/ 33

44. 中医的子宫内膜异位症会有什么样特别的舌象变化和脉象变化？/ 33

45. 中医常说的瘀血在子宫内膜异位症的患者身上是怎么表现的？/ 34

46. 子宫腺肌病和子宫内膜异位症的身体不适和表现很像，如何区别二者呢？/ 35

第三章　子宫内膜异位症鉴别诊断篇

47. 我第一次来月经后不久就有痛经，现在已经结婚，仍然有痛经，是否我的痛经是子宫内膜异位症引起的？/ 37

48. 我的痛经很重，我是不是就得了子宫内膜异位症呢？/ 38

49. 我一直都有同房疼痛，同房不愉快的感觉，是否也是子宫内膜异位症的问题呢？/ 39

50. 我月经一直淋漓不尽，多年不孕，是否因子宫内膜异位症引起？/ 39

51. 我每个月都有排卵期疼痛，是不是得了子宫内膜异位症？/ 40

52. 肛门坠胀是子宫内膜异位症特有的症状吗？/ 41

53. 我有卵巢囊肿，B超有时说是巧克力囊肿，有时说不是。我到底是否得了子宫内膜异位症的巧克力囊肿？/ 41

54. 我上高中时因巧克力囊肿破裂做过急诊手术，现在 29 岁，结婚 2

年，一直未怀孕，不孕的原因是否为子宫内膜异位症？/ 42

55. 我的 B 超发现盆腔卵巢部位有包块，这是卵巢恶性肿瘤，还是子宫内膜异位症的巧克力囊肿？/ 44

56. 我排便不畅，有时便血，如何区别我的问题是子宫内膜异位症引起，还是直肠癌引起？/ 44

57. 我痛经十分严重，到底得的是子宫内膜异位症还是子宫腺肌病，如何鉴别？/ 45

58. 我快绝经了，但还是有子宫内膜异位症的问题，绝经后我的内异症会转成癌症吗？/ 46

59. 急性下腹痛会是子宫内膜异位症引起的吗？/ 47

第四章　子宫内膜异位症治疗篇

60. 子宫内膜异位症能被治愈吗？/ 48

61. 内异症疼痛治疗——如何治疗子宫内膜异位症引起的痛经？/ 48

62. 内异症疼痛治疗——内异症痛经发作时的常用止痛药物有哪些注意事项？/ 50

63. 内异症疼痛治疗——如何治疗子宫内膜异位症引起的性交痛？/ 51

64. 内异症疼痛治疗——如何治疗子宫内膜异位症引起的排卵痛？/ 52

65. 内异症疼痛治疗——手术能治疗子宫内膜异位症引起的疼痛吗？/ 53

66. 内异症不孕治疗——如何治疗子宫内膜异位症引起的不孕？/ 53

67. 内异症不孕治疗——如何更客观评价内异症不孕及据此选择合适的治疗方法？/ 54

68. 内异症不孕治疗——如何选择应用促排卵药？/ 55

69. 内异症包块治疗——怎样治疗卵巢子宫内膜异位囊肿？/ 56

70. 常用的子宫内膜异位症的治疗方法和手段有哪些？/ 56

71. 激素类药物治疗子宫内膜异位症的效果怎样？/ 57

72. 可以完全用药物治疗子宫内膜异位症吗？/ 58

73. 内异症药物治疗——雄激素类衍生物的服用方法及注意事项？/ 59

74. 内异症药物治疗——孕激素类药物的服用方法及注意事项？/ 60

75. 内异症药物治疗——GnRH-a 类药物的使用方法及注意事项？/ 60

76. 内异症药物治疗——避孕药的服用方法及注意事项？/ 61

77. 内异症药物治疗——其他的西药服用方法及注意事项？/ 62

78. 内异症治疗的新选择——曼月乐是一种避孕环吗？/ 62

79. 内异症治疗的新选择——曼月乐的作用机制？/ 63

80. 内异症治疗的新选择——曼月乐的不良反应总体来说是什么样的？/ 64

81. 内异症的新选择——曼月乐在什么情况下要取出？/ 65

82. 子宫内膜异位症的介入治疗适用于什么情况？/ 66

83. 子宫内膜异位症手术治疗效果怎样？/ 66

84. 怎样选择不同的治疗方法治疗子宫内膜异位症？/ 67

85. 各种治疗子宫内膜异位症药物的不良反应有哪些？/ 68

86. 外科手术治疗会有并发症吗？/ 68

87. 心理治疗子宫内膜异位症重要吗？/ 69

88. 子宫内膜异位症患者的家人应该如何配合治疗？/ 69

89. 中医治疗内异症——中医能治疗子宫内膜异位症吗？/ 70

90. 中医治疗内异症——在什么时机选择中医药的疗法？/ 71

91. 中医治疗内异症——中医通常采用什么方法治疗子宫内膜异位症？/ 71

92. 中医治疗内异症——中医的辨证施治如何实行对子宫内膜异位症的治疗？/ 72

93. 中医治疗内异症——中医常用的治疗子宫内膜异位症的中药方有哪些？/ 73

94. 中医治疗内异症——中医常用的治疗子宫内膜异位症的中成药有

哪些？/ 74

95. 中医治疗内异症——听说中药可以灌肠治疗子宫内膜异位，这种
方法会有效果吗？/ 75

96. 中医治疗内异症——中药灌肠方法是怎样做的？/ 76

97. 中医治疗内异症——中医治疗子宫内膜异位症巧克力囊肿会使巧克力
囊肿变小吗？/ 76

98. 中医治疗内异症——中医治疗子宫内膜异位症引起的痛经和西药
止痛药一样吗？怎么服药？/ 77

99. 中医治疗内异症——中医治疗子宫内膜异位症引起的各种疼痛治疗
方法一样吗？/ 78

100. 中医治疗内异症——中医治疗子宫内膜异位症常用的活血的中药
对怀孕有不良的影响吗？/ 79

101. 中医治疗内异症——服用治疗子宫内膜异位症的中药后多久才能
怀孕？/ 79

102. 中医治疗内异症——服用治疗子宫内膜异位症的中药过程中，若
发现怀孕了该怎么办？/ 81

103. 中医治疗内异症——针灸能够在治疗子宫内膜异位症中起到作用
吗？/ 82

104. 中医治疗内异症——针灸常用的治疗子宫内膜异位症的穴位和
方法有哪些？/ 82

105. 中医治疗内异症——其他一些针灸疗法如耳针、电针等如何
实施？/ 83

106. 中医治疗内异症——按摩推拿能够治疗子宫内膜异位症吗？/ 83

107. 中医治疗内异症——贴膏药能治疗子宫内膜异位症吗？/ 84

108. 中医治疗内异症——中医食疗的方法对子宫内膜异位症患者有
帮助吗？/ 85

109. 中西医结合治疗内异症——什么是子宫内膜异位症的中西医结合

治疗？/ 85

110. 中西医结合治疗内异症——中西医结合治疗子宫内膜异位症会用很多药物吗？/ 86

111. 中西医结合治疗内异症——子宫内膜异位症患者什么情况下选择西医、什么情况下选择中医、什么情况下中西医联合治疗？/ 86

112. 中西医结合治疗内异症——举例说明中西医联合治疗子宫内膜异位症的具体情况。/ 87

113. 内异症治疗之其他——锻炼身体会有助于我的子宫内膜异位症的缓解吗？/ 88

114. 内异症治疗之其他——子宫腺肌病与子宫内膜异位症的中医治疗方法一样吗？/ 89

115. 内异症治疗之其他——子宫腺肌病和子宫内膜异位症的治疗方法一样吗？/ 89

116. 内异症治疗之其他——三年前行剖宫产后，最近发现刀口附近有包块，说是腹壁子宫内膜异位症，能治好吗？/ 90

117. 内异症治疗之其他——如果在盆腔以外如消化道、泌尿道、胸腔等部位发现的子宫内膜异位症，如何治疗呢？/ 91

118. 内异症治疗之其他——子宫内膜异位症手术有分期一说，这对我的治疗有什么好处吗？/ 91

119. 内异症治疗之其他——子宫内膜异位症复发应该如何选择治疗方法？/ 93

120. 内异症治疗之其他——子宫内膜异位症恶变应该如何选择治疗方法？/ 95

121. 内异症治疗之其他——子宫内膜异位症恶变行中医治疗有帮助吗？/ 95

第五章 子宫内膜异位症预后篇

122. 子宫内膜异位症会自然消失吗？/ 97

123. 子宫内膜异位症怀孕后能消失吗？ / 97

124. 子宫内膜异位症绝经后肯定不复发吗？ / 98

125. 子宫内膜异位症复发情况是怎样的？ / 98

126. 子宫内膜异位症何时会恶变？ / 99

127. 中医认知的子宫内膜异位症预后如何？ / 99

第六章　子宫内膜异位症预防篇

128. 子宫内膜异位症的预防需要从哪几方面入手？ / 101

129. 月经的情况如何影响子宫内膜异位症的发生？ / 102

130. 最重要的影响子宫内膜异位症发生的环境因素有哪些？ 如何
预防？ / 102

131. 体重、饮酒、抽烟和喝咖啡对子宫内膜异位症发病有多大的
影响？ / 103

132. 身体的免疫功能和子宫内膜异位症的发生有关吗？ 如何
预防？ / 104

133. 听说一些慢性病与子宫内膜异位症有关，真是这样吗？ 如何
预防？ / 105

134. 避孕药或避孕措施会有助于减缓子宫内膜异位症的发生还是增加
其发生？ / 106

135. 子宫内膜异位症能用疫苗来预防吗？ / 106

136. 对于有生殖道畸形的人及早行手术治疗，是否会避免子宫内膜
异位症发生？ / 107

137. 听说有医源性的子宫内膜异位症，如何进行预防呢？ / 107

138. 总的来说，日常生活中应该注意些什么，可有助于预防子宫内膜
异位症的发生？ / 108

139. 中医有什么措施能有效预防子宫内膜异位症的发生？ / 109

第七章　子宫内膜异位症膳食保健篇

140. 听说子宫内膜异位症是雌激素依赖疾病，有哪些含有雌激素的食物，我需要避免食用？／111

141. 子宫内膜异位症的痛经会与哪些食物关系密切？／112

142. 咖啡、茶和糖等会对子宫内膜异位症产生不利影响吗？／112

143. 听说绿茶有预防和治疗子宫内膜异位症的作用，这是否可信？／113

144. 吸烟和饮酒对子宫内膜异位症有何影响？／114

145. 子宫内膜异位症的患者，如何进行营养素的均衡选择？／115

146. 抗氧化剂对子宫内膜异位症的影响多大？／116

147. ω-3 脂肪酸作为抗炎物质的代表，如何保证其摄入？／117

148. B 族维生素听说会减轻痛经，对子宫内膜异位症有效吗？／118

149. 含镁的食物摄入对子宫内膜异位症有帮助吗？／120

150. 子宫内膜异位症的总体饮食建议如何？／120

151. 中医子宫内膜异位症痛经的膳食保健怎么做？／121

152. 中医子宫内膜异位症慢性盆腔痛的膳食保健怎么做？／123

153. 中医子宫内膜异位症排便痛的膳食保健怎么做？／125

154. 中医子宫内膜异位症不孕的膳食保健怎么做？／125

第八章　子宫内膜异位症健康生活方式篇

155. 缓解压力会有助于子宫内膜异位症的缓解吗？／127

156. 外源雌激素暴露增加会促进子宫内膜异位症发展吗，如何预防？／127

157. 锻炼有助于减轻子宫内膜异位症吗？／128

158. 睡眠失调会促进子宫内膜异位症的发生发展吗？／129

159. 子宫内膜异位症患者有必要与周围人进行交流吗？／130

160. 中医养生的学说对子宫内膜异位症患者有帮助吗，如何
取舍？／ 131

161. 子宫内膜异位症患者如何掌握基本的中医养生保健方法？／ 132

第九章　常见子宫内膜异位症中医治疗病例

162. 子宫内膜异位症——痛经患者／ 134

163. 子宫内膜异位症——巧克力囊肿／ 135

164. 子宫内膜异位症——不孕／ 136

165. 子宫内膜异位症——盆腔疼痛／ 137

166. 子宫内膜异位症——月经失调／ 138

167. 子宫腺肌病（瘤）／ 139

168. 子宫腺肌瘤合并巧克力囊肿／ 140

169. 腹壁子宫内膜异位症／ 141

第一章　子宫内膜异位症基础知识篇

1　什么是子宫内膜异位症？

　　正常子宫内膜位于子宫腔内壁，可分为功能层和基底层，其功能层可受卵巢分泌的雌孕激素影响而发生周期性脱落出血，即产生月经。然而，当各种各样的原因使子宫腔内的子宫内膜组织生长在子宫腔以外的其他部位时，就形成了子宫内膜异位症。

　　这些生长在宫腔外的异位内膜可侵犯全身任何部位，其中宫骶韧带、子宫直肠陷凹及卵巢为最常见的受侵犯部位，其次为子宫浆膜、输卵管、乙状结肠、腹膜脏层，阴道直肠隔亦常见。当然，异位内膜也可以位于身体其他部位，如肺脏、肝脏、鼻腔黏膜、腹壁的剖宫产瘢痕等，这些部位的发生率相对会比较低。

2　子宫内膜异位症是怎样发生的？

　　迄今为止，子宫内膜异位症的病因病理过程仍然未能完全弄清楚。现在有几种较为公认的发病学说。

一种学说是现在普遍认可的，也是最古老的学说即种植学说，认为子宫内膜异位症的发生，是有功能的子宫内膜细胞种植在盆腔腹膜表面而发生的。这个种植的原因有可能是经血倒流，也有可能是免疫功能的缺陷导致经血逆流后无法被身体清除而种植，也可能是手术所导致的播散，我们常见的腹壁剖宫产瘢痕的子宫内膜异位症与手术有一定关系。

另一种学说是体腔上皮化生学说，认为子宫内膜异位症来源于胚胎中肾管残迹，在原来的位置生长，或者在卵巢腹膜发生了上皮的化生。

第三种比较普遍被认可的学说为诱导学说，经血逆流现象非常普遍，但不是所有的经血逆流的人都会得子宫内膜异位症，只有某些特定人群因种植的内膜释放某种未知物质，诱导未分化的间充质形成子宫内膜异位组织，从而发生子宫内膜异位症。

此外，许多研究从不同的层面揭示了子宫内膜异位症形成的复杂性，例如，有研究表明子宫内膜异位症有家族聚集的倾向，环境因素中二噁英或射线会导致子宫内膜异位症发病增多。国内郎景和教授课题组提出"在位内膜决定论"在一定程度上解释了经血逆流现象普遍存在，但只有那些具有更活跃功能的在位子宫内膜患者才能发生子宫内膜异位症，这个学说对种植学说是很好的补充。

由于对子宫内膜异位症的发病原因并未完全弄清楚，而且随着研究的深入，传统的经血逆流学说也受到了挑战，有学者提出经血逆流缺乏循证医学的证据，生育年龄妇女一生中有400多次的子宫内膜再生、分化、剥脱，呈现出一种动态的更新，这种更新并没有使所有的妇女患上子宫内膜异位症。因此，与子宫内膜再生密切相关的干细胞学说成为一种新的发病学说。如果能在源头上探明患者干细胞类型，就有可能真正找到子宫内膜异位症的易感人群。目前，尚无法做到这一点，所以，对子宫内膜异位症的预防尚处于探索阶段。

因此，遗传因素、环境因素、免疫因素、在位内膜的特征等都有可能参与了子宫内膜异位症的发生。

子宫内膜异位症会遗传吗？

从 20 世纪 90 年代开始，有学者就已经对子宫内膜异位症患者进行了大规模的家系分析，发现子宫内膜异位症患者一级亲属发病率高达 3%~6%，一级亲属发病年龄提前 10 年，有家族史的患者子宫内膜异位症的发病程度会比一般人群更重。

研究表明，子宫内膜异位症受许多基因位点的多组基因控制，是非常容易受到环境等因素影响的多基因遗传病。因此家族中女性有子宫内膜异位症的一定要警惕女性子代的患病可能性，对子代女性应该积极治疗和处理早期出现的疑似子宫内膜异位症的症状，如痛经、排卵痛、月经淋漓等。

从月经来潮开始就痛经的人会变成子宫内膜异位症吗？

月经初潮出现的痛经多属于原发性痛经的范畴，一般情况下，不属于子宫内膜异位症的范畴。但随着对子宫内膜异位症的研究不断深入，青春期子宫内膜异位症的诊断也逐渐受到重视。有部分青春期原发性痛经的女孩子也是子宫内膜异位症的潜在人群，且痛经患者因为子宫收缩强度大，经血中前列腺素含量高等原因，都可能会增加经血逆流种植的机会，进而发展成为子宫内膜异位症。所以，有原发性痛经的女孩子一是要积极治疗痛经，二是要及时定期检查，早期识别出子宫内膜异位症。

 子宫内膜异位症与妇科肿瘤的关系，子宫内膜异位症会恶变吗？

子宫内膜异位症作为一种常见的妇科问题，多数情况下，属于一种良性肿瘤。虽然从病理形态上看子宫内膜异位症是良性病变，但临床上却具有侵袭、转移和易于复发等恶性表现。随着医学科学技术的飞速发展，基因的研究对揭示疾病的真谛作用越来越显著。

越来越多的基因分析研究表明，子宫内膜异位症与卵巢癌有相似的遗传特征，子宫内膜异位症病灶可以恶变为子宫内膜样卵巢癌或浆液性卵巢癌。80%的子宫内膜异位症合并癌症发生在卵巢上，卵巢外的子宫内膜异位症合并癌症主要是腺癌，累及的部位常见于肠道、盆腔、阴道直肠隔、阴道、剖宫产瘢痕、外阴有会阴切口、膀胱、腹股沟、脐、胸膜、输尿管和闭孔淋巴结等。目前的研究表明，有 0.7%~1% 的子宫内膜异位症会进展成癌。

 哪些妇女更易患子宫内膜异位症？

（1）研究发现，经血逆流的妇女易患子宫内膜异位症。以下这些女性容易经血逆流：①初潮年龄较小（≤11岁）；②月经周期不规律；③痛经。

（2）不孕妇女。

（3）经期穿紧身衣、经期性交、经期骑车、低体重（BMI：18.5～22.4kg/m²）、酗酒、摄入过量咖啡因（≥30mg/d）都是子宫内膜异位症的危险因素。

（4）妇科手术、患有系统性红斑狼疮、风湿性关节炎、克罗恩病、银屑病（牛皮癣）、慢性疲劳免疫功能障碍综合征、多发性硬化、甲状腺功能减退和纤维肌痛等免疫缺陷疾病、家族中有子宫内膜异位症病史。

（5）有乳腺增生病史、生殖道梗阻者。

（6）长期接触有机氯类异型生物化学品包括二噁英、滴滴涕（DDT）、多氯联苯以及接触甲醛、化学粉尘或有机溶剂。

 子宫内膜异位症和我生活在这么污染的环境有关系吗？

环境因素中二噁英来源于垃圾燃烧后的灰烬，可长期滞留人体，与子宫内膜异位症的发病密切相关，其滞留体内可促进异位子宫内膜的种植。有机氯类异型生物质化学品包括二噁英（TCDD）、农药甲氧滴滴涕和滴滴涕（DDT）和许多与类二噁英多氯联苯等也与子宫内膜异位症的发病有直接或间接的关系。至于其他的环境污染物质，如常见的室内污染源：甲醛、汽车尾气的污染排放物：一氧化碳、氧化氮、含铅的汽油沉积在空气中有可能进入人体，引起铅中毒等，化学粉尘、有机溶剂等吸入人体会导致一系列的全身症状，也有可能对子宫内膜异位症的发病起间接的作用。

 子宫内膜异位症和食物不安全有关系吗?

食品污染是指食品受到有害物质的侵袭,致使食品的质量安全性、营养性和或感官性状发生改变的过程。随着科学技术的不断发展,各种化学物质的不断产生和应用,有害物质的种类和来源也进一步繁杂,食物从生产、加工、运输、销售、烹调等每个环节,都可能受到环境中各种有害物质污染,以致降低食品营养价值和卫生质量,给人体健康带来不同程度的危害。

尤其是青少年的食品健康安全受很多因素影响,在青少年成长过程中,食品是否安全对子宫内膜异位的年轻化的发病有一定的影响,需要切实认真的研究。但是,从源头进行把控,尽量食用安全的食品是预防所有对人类健康有危害的疾病的重要措施和手段。

子宫内膜异位症与食品的不安全性现在没有相关深入的研究,但从食物与疾病的关系上来讲,食用清洁食物,饮食清淡、富有营养,

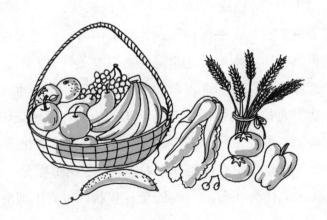

能够提高正气，增强人体抵御病邪的能力，也会减少疾病的发生。

子宫内膜异位症一般发生在什么年龄？

子宫内膜异位症一般发生在育龄妇女，年龄集中在 25~44 岁，这个年龄段的患者占 76% 左右。但是，近年来的研究表明，子宫内膜异位症发生在青少年中也逐渐受到重视，甚至青春期前的儿童也有报道。国外有学者报道过 8 岁女孩确诊为子宫内膜异位症的。所以原发性痛经的女性要高度重视痛经症状，进一步确诊以排除子宫内膜异位症。

此外，绝经后一般雌激素水平下降，子宫内膜异位症会得到自然缓解，但绝经后脂肪和皮肤仍有雌激素合成，因此，70% 绝经后妇女的子宫内膜异位症发生在肥胖妇女中。此外，一部分需要雌激素治疗的绝经后妇女，如严重更年期综合征的雌激素替代治疗（HRT）及乳腺癌的他莫昔芬（TAM）治疗，会增加子宫内膜异位症的发生。有研究表明，TAM 治疗的乳腺癌绝经妇女，14% 出现盆腔肿块，其中 57.1% 是子宫内膜异位症病灶。

在绝经前就有子宫内膜异位症，绝经后仍然持续存在的妇女，还要高度重视子宫内膜异位症的癌变问题。

古代中医是如何认识子宫内膜异位症的？

古代虽无子宫内膜异位症的病名，但对与本病相似的症状早有记载。子宫内膜异位症（内异症）在中医学中归属于"痛经""癥瘕""月经不调""不孕"等病的范畴。中医最经典著作汉代张仲景的《金匮要略·妇人杂病脉证并治》有"带下，经水不利，少腹满痛，经一月再见"，描述了月经不调兼有痛经的症状。其他如《脉经》《诸病源候论》中有症状和不孕的记载。到清代《古方汇精》曰："凡闺女在室行经，并无疼痛。及出嫁后，突遇痛经降至滋多……，此乃少年新娘男女不知禁忌，或经将来时，或经行未净，遂而交媾，震动血海之络，损及冲任，以致瘀血凝滞，每致行径，断难流畅，是以作痛，名曰逆经痛。患者难以受孕。"这里所说的"逆经痛"主要表现为继发性、进行性加剧的痛经及不孕，与内异症表现较吻合。此后关于本病症候的论述更为多见，不一而足。关于本病的发病机制古代医家亦有深刻的认识。《诸病源候论》曰："妇人月水来腹痛者，由劳伤血气，以致体虚，受风冷之气客于胞络，损伤冲任之脉。"陈自明《妇人大全良方》、明代张景岳《景岳全书·妇人规》都已经深刻地认识到血瘀与本病有着密不可分的关系，而其成因，或由气虚、气滞，或由肝郁、寒凝、肾虚等。

11 现代中医如何认识子宫内膜异位的发病？

现代中医在古中医的认知上，结合现代医学的发展，认为在子宫内膜异位症的病理变化以及病机转化过程中，瘀血起着关键性的作用。瘀血的形成又与肾虚、寒凝、气滞、痰湿等因素密切相关。

瘀血是子宫内膜异位症的重要致病因素，瘀血内阻，气血运行不畅，瘀阻不通，渐成包块，从而导致子宫内膜异位症的发生。瘀血蓄结下焦，阻于冲任、胞宫、胞脉、胞络之中，致气血运行不畅，不通则痛；冲任胞宫失于濡养，不荣则痛。因瘀阻或因虚而瘀出现各种疼痛症状（痛经、盆腔痛、排卵痛、排便痛等）。瘀阻日久，形成结节样的瘤和囊肿；冲任不畅，血不循经，瘀血不去，新血不得归经，可致经量过多、经期延长等；瘀阻日久，运行精子和卵子的胞脉不通，导致不孕。

而瘀血的形成原因则繁多，可因早产等先天肾气不足，或人工流产等人为终止妊娠导致后天肾气不足，或生气所致肝气郁结，或饮食不节，贪凉饮冷等，损伤脾气，脾虚寒湿停滞体内，从而最终导致肾、肝、脾等中医的脏器发生功能失调，进而调整气血运行的器官功能失调，循行在血液循环中的气血流通不畅，形成痰湿、瘀血等病理产物，停滞在中医的女性重要器官如胞宫、胞脉、胞络等，发展成为癥瘕、痛经、不孕、下腹疼痛等子宫内膜异位症的各种表现。

12 "宫寒"是子宫内膜异位症的发病原因吗？

常常听到大家说"宫寒"，那么什么是"宫寒"，与子宫内膜异位症的发病有何关系呢？从古籍中我们就能看到子宫受寒是诸病之重要的成因。一般说来，中医的"宫寒"通常有两种含义，一是"寒湿之邪凝滞体内，尤其是子宫（胞宫）"；一是指"肾阳虚"。"宫寒"的主要表现为怕冷、小腹凉痛、大便稀溏、白带清稀、手足凉、腰酸腿软、足跟痛等不适。"宫寒"即所谓的阳气不足、寒邪内生，寒主凝滞，通常易致气血运行不畅，瘀血内生。

中医的"宫寒"可以认为是子宫内膜异位症的易发因素。女性日常生活中不注意保暖、经期仍贪凉或涉水等，长此以往，会造成肾阳虚，寒湿邪气停滞体内，影响气血运行，形成瘀阻。瘀血内阻胞宫、胞脉，不通则痛，发为痛经、性交痛、不孕等常见的子宫内膜异位症的症状。因此，女性应注意保暖、顾护阳气，尽量避免饮食生冷、冒雨涉水。

 我经常贪凉，喜食冰激凌和爱喝凉饮料等，这会引起子宫内膜异位症吗？

中医学认为子宫内膜异位症发病的主要病机为"瘀血阻滞冲任、胞宫"，因此各种可能导致瘀血内生的因素都有可能易发子宫内膜异位症。女性因其特殊的生理特点，体质不如男性那样强壮，容易受各种邪气的侵袭而致病。

中医讲寒为阴邪，主收引、凝滞，易致气血运行不畅，瘀血内生。若经常食用寒凉之物，尤其在经期产后胞脉空虚之时，易引寒邪入里，致使血脉收缩、血流不畅，瘀血内阻冲任、胞宫，不通则痛，发为疼痛，出现如痛经、排卵期腹痛、同房疼痛、排便疼痛等情况；瘀血久而成积，则内生癥瘕，也就是所谓的盆腔包块，如发现卵巢巧克力囊肿、子宫腺肌瘤；瘀血阻滞胞宫血脉，反过来又影响气血运行，更不利于怀孕，又导致不孕。

总之，根据女性的特殊生理特点及子宫内膜异位症的病因病机，女性应注意保暖、顾护阳气，尽量避免饮食生冷、冒雨涉水。

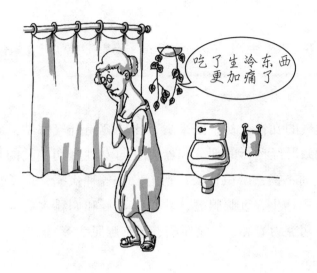

吃了生冷东西更加痛了

我喜爱吃辣的食物、烧烤类食物，会引起子宫内膜异位症吗？

中医学认为子宫内膜异位症发病的主要病机为"瘀血阻滞冲任、胞宫"，因此各种可能导致瘀血内生的因素都有可能易发子宫内膜异位症。经常食用辛辣刺激的食物，容易导致湿热及热灼内生。无论是湿热还是热灼，都会影响全身的气血运行，血运不畅，同样易生瘀血，瘀血阻滞胞宫、胞脉，发生癥瘕、痛经、不孕等。

虽说现代医学未发现嗜食辛辣、烧烤与子宫内膜异位症的发病有直接相关性，但从中医学的角度来说，饮食必须均衡，不可过于贪食辛辣刺激的食物，应以清淡、有营养的食物为主，这样才能提高正气，抵御外邪，正所谓"正气存内，邪不可干"。

我经常生气，从中医看会得子宫内膜异位症吗？

经常生气的女性，从中医来看，比较容易肝气郁结，肝气郁结在女性，会导致肝经运行的部分和器官（与女性密切相关的是乳房和子宫）气血流通不畅，瘀积日久，则会发生各种疾病，最常见的就是乳腺疾病（乳腺增生、乳腺腺瘤、乳腺癌等）和妇科疾病（包括子宫内膜异位症、巧克力囊肿、子宫肌瘤、子宫腺肌病等）。

 我平素体质很差，是不是也容易患上子宫内膜异位症？

中医的发病强调"正气存内，邪不可干"，也就是说，人体如果缺乏抵抗病邪的强壮体质，确实容易引发各种疾病，除了感染性疾病的邪气来源于大自然，中医也会强调内生的"邪气"引发疾病。

西医学子宫内膜异位症的发病目前没有资料表明和体质有一定的关系，但是免疫功能的下降可能是子宫内膜异位症的一个发病诱因，从中医对人体发病的基本认识来说，如果女性体质很差，也是容易造成血液运行不畅，形成瘀滞的一个重要原因，也容易出现痛经、盆腔疼痛、不孕等子宫内膜异位症的表现。

中医同时还强调四时养生，就是强调顺应四季气候的变化进行增减衣物，相应的作息时间调整和相应的锻炼方式从而使人体的体质得以增强，防止疾病的入侵。

17　子宫腺肌病和子宫内膜异位症有什么不同？

子宫内膜异位症和子宫腺肌病虽同为内膜异位引起的疾病，但发病机制和组织发生学不同，临床表现亦不同，实为两种不同疾病。

首先，二者的发病机制不一样，子宫内膜异位症是指子宫内膜的腺体和间质在除子宫肌层以外的部位出现、生长、浸润、反复出血，形成结节、包块，引发疼痛、不孕等；而子宫腺肌病是指子宫内膜的腺体和间质侵入子宫肌层而产生的疾病。

另外，孕激素可以造成宫腔内压力的增高，增加子宫内膜内陷的发生，在腺肌病的病灶区域出现子宫肌层肥大、增生，可能是子宫肌层对异位的子宫内膜的反应性病变。

其次，二者的临床表现也不太一样，子宫内膜异位症异位范围广，可侵犯全身任何部位，所以其临床症状多种多样，因异位的部位不同而表现不同，临床上可见进行性加重的痛经、慢性盆腔痛、性交痛、不孕或者腹痛、腹泻、便秘、便血、尿痛、尿血、尿频、腰痛等不适；而子宫腺肌病只是内膜异位到子宫肌层，其临床症状不像子宫内膜异位症那样广泛、多样，主要表现为月经量多、经期延长、逐渐加重的痛经及子宫增大等。

第二章　子宫内膜异位症常见症状及诊断篇

子宫内膜异位症患者有哪些不适感觉和身体异常？

　　子宫内膜异位症最主要的不适是疼痛，70%～80%的子宫内膜异位症主要表现为多种多样的疼痛。这些疼痛发作特点不一致，轻重程度不一致，持续时间不一致，表现形式多样化。最常见的是进行性加重的痛经（87.7%）、慢性盆腔痛（71.3%）、性交痛（56.2%）、肛门坠胀痛（42.6%）以及排便痛（39.5%）。疼痛主要位于下腹、腰骶及盆腔中部，也可放射至会阴、肛门、大腿等处，经期加重。除了疼痛表现，也有大约15%～30%的患者有经期延长、月经量大及月经淋漓不尽等症状。第三个常见的情况是长期不孕，不孕患者中有25%～40%有子宫内膜异位症，而子宫内膜异位症患者中有30%～40%不孕，据统计，正常未避孕妇女每月自然妊娠率为20%，而子宫内膜异位症女性未避孕每月自然妊娠率仅有2%～5%。

　　此外，还有因为子宫内膜异位在特殊部位而出现一些特殊的不适症状，如异位于消化道（5%～15%），可出现腹痛、腹泻、便秘和周期性少量便血及排便痛等症状；异位于泌尿道（1%～2%），可出现尿痛、尿频、尿血、腰痛等不适，严重者可造成尿路梗阻及肾功能异常；异位于呼吸道（0.5%），可出现经期咯血及气胸等症状；异位于手术瘢痕处（3.5%），可出现瘢痕处疼痛及包块增大等不适。也有约27～40%

的患者无任何不适，如仅在体检时发现的卵巢子宫内膜异位囊肿（巧克力囊肿），或当囊肿破裂时，出现剧烈腹痛、恶心、呕吐及肛门坠胀感急诊就诊而被确诊。

19 子宫内膜异位症最主要表现是什么？

子宫内膜异位症的三个最主要的表现是疼痛、不孕和包块。一般情况下，三种情况都具备的患者也有，但门诊就诊的患者往往是因为疼痛（痛经、慢性盆腔疼痛、性交痛、排便疼痛等），或者体检发现盆腔包块（往往是较大的巧克力囊肿），或者是长时间不能怀孕而通过检查发现患上了子宫内膜异位症的。

当然，也有患者是因为疼痛伴随较大的盆腔包块（巧克力囊肿），或疼痛伴有不孕，或不孕伴有包块，或既有疼痛，同时也有包块和不孕的情况来到妇科门诊就诊的。但是因为子宫内膜异位症无法根治，各种治疗手段都有一定的局限性和相应的副作用，因而，针对不同的情况，需要做出不同的处理决策，也就是需要根据不同情况选择不同的治疗方法或者药物。

20 内异症之疼痛——所有的子宫内膜异位症都会引起疼痛吗？

一般来说，疼痛是子宫内膜异位症的主要表现，但并不是所有子宫内膜异位症的患者都有疼痛的症状，据统计，有 27%～40% 的患者无疼痛的症状。由于子宫内膜异位的部位不同，疼痛的表现也多种多样。大约 70%～80% 的子宫内膜异位症会因病灶位于盆腔，由于病灶局部的炎症浸润粘连、前列腺素增高、组织生理运动、病灶侵袭神经、心理因素等原因而产生不同程度的盆腔疼痛、痛经、性交痛等，这些疼痛呈现围绕月经周期变化的特点，通常也是患者就医的主要不适主诉。

子宫内膜异位症的疼痛特点是疼痛的程度与病灶的大小和病变程度并不完全成正比，如有的子宫内膜异位症患者盆腔可能有严重的粘连，或者有较大的巧克力囊肿的患者有可能并无疼痛的感觉，反而盆腔内小的散在的病灶却可能引起剧烈的盆腔疼痛。无疼痛的患者，如盆腔粘连严重往往因为原发性不孕，巧克力囊肿患者往往因为体检或者巧克力囊肿破裂急诊时才被发现和诊断。

此外，其他部位的子宫内膜异位症，则可出现异位部位的特征性变化而无疼痛的症状，如异位于消化道的患者可有周期性的呕血、便血；异位于泌尿道的患者可有周期性尿血；异位于呼吸道的患者可有周期性咯血；异位于鼻腔黏膜的患者可有周期性出鼻血等不同的表现。但异位于瘢痕的患者可有周期性的瘢痕处肿胀不适，更多的瘢痕病灶往往因为疼痛而来就诊而行手术得以确诊。

21 内异症之疼痛——子宫内膜异位症的痛经是什么样的？

我们一般所讲的痛经是指女性正值经期或经行前后出现的周期性小腹疼痛，或痛引腰骶等不适感。而子宫内膜异位症患者的痛经无论是从时间、部位上还是从疼痛的性质和程度上都比一般痛经严重，多数患者开始通常于月经来潮前 1~2 天开始，经期第一天最剧烈，月经后期可逐渐减轻，月经干净完全缓解。

其最主要的特点是渐进性、加重性、继发性痛经，也就是说疼痛的程度会变得越来越重，大多数患者需要服止痛药才能缓解，开始可能一片止痛药可以缓解疼痛，但随着时间推移，止痛药物可能逐渐变成 2 片、3 片才能控制疼痛，更有甚者后期服止痛药也不管用。

子宫内膜异位症的患者因个体差异痛经的表现也各种各样，如时间和程度上的差异，有人经前疼痛严重，有人主要表现为经期痛，还有人表现为月经将干净时疼痛严重。疼痛可以是下腹部和腰骶部的钝痛，肛门坠胀感，严重者每天小腹隐隐作痛，经期加重小腹疼痛，甚至伴恶心呕吐、面色苍白、出冷汗，里急后重，个别人会有痛性晕厥；部位不同，可表现为小腹疼痛，肛门坠痛，腹股沟、大腿根疼痛或腰骶疼痛；子宫内膜异位症的痛经会出现随着病情的发展，疼痛程度越来越重，范围越来越大，持续时间越来越长的特点。

子宫内膜异位症发生疼痛的原因是由于病灶位于盆腔，盆腔病灶局部的炎症、浸润粘连形成，疼痛的产生与免疫细胞的参与、炎症因子的参与因素密切相关。免疫细胞与炎症因子的异常会导致患者机体发生紊乱，同时，异位内膜组织会分泌出肿瘤坏死因子、神经生长因子，也会导致氧化酶水平迅速升高，继而引致前列腺素水平升高，并刺激机体分泌出前列腺素与肿瘤坏死因子，而肿瘤坏死因子、神经生长因子以及前列腺素均是疼痛刺激因子，与此同时，神经营养素与有着神经营养效用，会刺激肥大细胞发生脱颗粒现象，释放出炎症因子。在炎症因子的影响下，内皮素、谷氨酸、降钙素、血管肠肽能够对人体的神经疼痛中枢传导过程产生一定的影响。

因此，子宫内膜异位症疼痛是在前列腺素含量增高，一些其他的致痛因子增多，病灶侵袭神经，很多的疼痛介质都会通过不同的途径对人体的感觉神经末梢产生刺激。有些疼痛介质会提高神经元疼痛反应性，导致神经元处于兴奋状态，从这一层面而言，疼痛刺激会激活神经元。有研究显示，子宫内膜异位症患者持续性疼痛会导致人体中枢性感觉过敏心理因素等原因而产生不同程度的痛经。

所以，子宫内膜异位症的疼痛和癌性疼痛类似，会严重影响患者的心情和生活质量，因此，有人形象地称子宫内膜异位症为"不死的癌症"。

 内异症之疼痛——什么是子宫内膜异位症引起的慢性盆腔疼痛？

慢性盆腔疼痛是指长期的慢性的下腹部疼痛，病灶多定位于盆腔内。女性的慢性盆腔疼痛的最主要原因是子宫内膜异位症和盆腔炎，其中80%的慢性盆腔疼痛患者的病因是子宫内膜异位症。

通常这种疼痛表现为非周期性的下腹部疼痛，也就是经期和非经期都会持续或间断地出现腹痛，腰骶部酸胀，有部分患者会出现在月经前、中、后疼痛加重的特点。子宫内膜异位症慢性盆腔疼痛的另一个特点是与病灶大小不成正比，而是与盆腔粘连的情况（粘连的类型和部位）有关。

 内异症之疼痛——同房疼痛是子宫内膜异位症的一个特定的症状吗？

并不是每一个子宫内膜异位症的患者都有同房疼痛，一般情况下，

30%的子宫内膜异位症可出现同房性交痛。性交痛多见于子宫内膜异病灶位于直肠子宫陷凹或宫骶韧带，以及严重的局部粘连而使子宫后倾固定者，主要是因为同房时碰触子宫，子宫收缩而引发疼痛。

同房疼痛可首先考虑子宫内膜异位症，但是妇科的一些感染性疾病如：阴道炎、盆腔炎等也可能引起同房疼痛，需要到专科请医生通过相应的检查鉴别。也有一些同房疼痛是由于心理疾病引起的，在排除子宫内膜异位症或者其他器质性疾病后，可咨询心理医生进一步诊断和治疗。

 内异症之疼痛——排卵疼痛是子宫内膜异位症引起的吗？

排卵疼痛顾名思义是与排卵有关的疼痛，是指在月经中期也就是排卵过程中发生的下腹部疼痛，疼痛一般都较轻微，持续数小时至1~2天后消失，其发生机制可能与卵巢的结构与功能有关。主要是因为在排卵过程中，由于卵泡膜和卵巢包膜的破裂，卵泡液对附近腹膜的刺激，一些较为敏感的人（痛阈较低）就有可能出现腹痛的现象。

另外，文献报道卵泡内压升高，排卵期子宫输卵管的收缩及盲肠、直肠等平滑肌的痉挛也可导致排卵疼痛。因此，子宫内膜异位症不是引起排卵疼痛的主要原因，但因子宫内膜异位症特殊的病理机制会造成盆腔多个器官及组织的粘连，在不同程度上影响排卵过程，从而可引起排卵期的较为严重的下腹疼痛。

内异症之疼痛——经期肛门坠胀和排便痛也是子宫内膜异位症的特定表现吗？

经期肛门坠胀和排便痛是子宫内膜异位症的比较典型症状之一。高达40%左右的子宫内膜异位症患者有这两个症状。因子宫内膜异位症的病灶位于盆腔底部、子宫直肠陷凹、直肠和乙状结肠之间，且伴有盆腔粘连，在排便时肠道蠕动，牵拉腹膜出现排便疼痛。严重的病灶穿透到直肠黏膜，可有经期排便出血，病灶围绕直肠形成狭窄可出现里急后重，严重情况下可引起肠梗阻的情况。

内异症之不孕——患了子宫内膜异位症就意味着不孕吗？

流行病学研究发现子宫内膜异位症患者的不孕率高达40%，通常因为异位病灶可侵袭卵巢导致卵巢功能异常而影响排卵，侵犯宫骶韧带、输卵管导致盆腔微环境改变从而影响精卵结合及运输等因素，导致患者怀孕困难，但并不意味着患子宫内膜异位症的患者就怀不了孕。

在病变早期，病灶小且局限于局部，没有影响卵巢排卵及输卵管的运输，绝大多数患者都能够自主怀孕。因此，对于可疑子宫内膜异位症或者确诊子宫内膜异位症初期的育龄期患者都应及早怀孕。重度子宫内膜异位症的患者，不孕的原因较为复杂，可因排卵、输卵管、内分泌、宫腔内环境、腹腔微环境等因素造成怀孕及其困难，这种情况下，必须尽快通过药物及手术，必要时采用辅助生殖技术，也就是俗称的"试管婴儿"帮助患者怀孕。

27 内异症之不孕——子宫内膜异位症的不孕有什么样的身体不适表现？

最常见的不适表现为痛经、慢性盆腔痛、性交痛、月经异常，大多数子宫内膜异位症患者因为广泛的异位病灶引发各种各样的疼痛，这些异位病灶在卵巢激素的刺激下，发生周期性的出血、渗出、增生、粘连，导致盆腔解剖结构及微环境的改变，影响怀孕；此外，异位于卵巢的子宫内膜异位症可以导致卵巢功能障碍而排卵出现问题，从而影响月经，出现月经淋漓、月经量多等。

总之，当未避孕而未怀孕的患者有上述身体不适时，应警惕子宫内膜异位症引发的不孕，及早诊治，避免错过最佳治疗时机。

28 内异症之包块——巧克力囊肿是子宫内膜异位症吗？

巧克力囊肿是子宫内膜异位症的一种类型，也叫卵巢子宫内膜异位囊肿，是指异位内膜侵犯于卵巢皮质，并随卵巢激素的变化发生周期性出血，使卵巢增大，形成单个或多个内含暗褐色、似巧克力样黏稠如糊状的陈旧性积血的囊肿，故称为"巧克力囊肿"。这种囊肿随囊腔内积血的增多可以逐渐增大，可因经期出血量大、囊内压力大等原因，在经期或经后发生破裂，引起局部腹膜炎及盆腔粘连，但很少发生恶变。

 内异症之包块——巧克力囊肿必须要手术才能诊断吗？

巧克力囊肿不一定非得手术才能诊断，当然手术后经病理证实为巧克力囊肿是诊断的金标准。但毕竟手术是有创伤的，对于一些体积大的有手术指征的巧克力囊肿，手术既能诊断又能治疗，而对于一些没有手术指征的巧克力囊肿，手术就不是很有必要了。因为由于超声技术的进步和革新，其在子宫内膜异位症和子宫腺肌瘤的诊断中，准确率几乎达到100%。B超对确定异位囊肿的敏感性及特异性在96%以上，基本可以明确囊肿的位置、大小、形状，典型的卵巢异位囊肿B超下表现为附件区无回声包块，壁厚，粗糙，内伴有密集光点回声，与子宫关系密切；盆腔CT及MRI，尤其是MRI对子宫内膜异位症囊肿的诊断更高，MRI典型表现为囊肿大小不等，直径5~6cm，大囊周围多个小囊，囊壁薄厚不一，在T_2WI下方呈低信号，可见液-液平面。但因MRI价格昂贵以及阅片诊断技术较高，一般不做首选。

 内异症之其他可能症状——内异症除了疼痛、不孕、包块外还有其他可能的表现吗？

子宫内膜异位症还有可能出现：

（1）月经失调：部分患者可因子宫内膜异位症影响卵巢排卵和形成黄体的功能，出现黄体不健或无排卵，可有月经期前后阴道少量出血、经期延长或周期紊乱的情况。有的患者因合并子宫肌瘤或子宫腺肌病，也可出现经量增多。

（2）急性腹痛：较大的卵巢内膜样囊肿，可因囊内压力骤增而破裂，囊内容物流入腹腔刺激腹膜，产生剧烈腹痛。常伴有恶心、呕吐及肠胀气，疼痛严重者甚至可出现休克。但需与输卵管妊娠破裂、卵巢囊肿蒂扭转等急腹症鉴别。通常，卵巢内膜样囊肿破裂多发生在月经期或月经前后。

（3）直肠、膀胱刺激症状：子宫内膜异位症病灶位于阴道直肠隔、直肠或乙状结肠者，可出现与月经有关的周期性排便痛，肛门及（或）会阴部坠胀及排便次数增多。若病灶压迫肠腔，可致排便困难。少数病变累及直肠黏膜时，可出现月经期便血。子宫内膜异位症病灶位于膀胱和输尿管者，可出现尿频、尿急和周期性血尿。若病灶压迫输尿管，则可并发肾盂积水和反复发作的肾盂肾炎。

 实验室血液检测的方法能辅助诊断子宫内膜异位症吗？

目前实验室的检查指标还没有非常特异性的用于诊断子宫内膜异位症的。但是现已有的研究证实，血清 CA125 对辅助诊断子宫内膜异位症有积极的意义。CA125 是来源于体腔上皮的一种可被单克隆抗体 OC125 结合的糖蛋白，主要存在于子宫内膜、宫颈上皮、输卵管、腹膜、胸膜和心包膜。血液中的 CA125 升高，提示富含 CA125 的组织异常增生所致，通常见于卵巢肿瘤、盆腔炎、子宫内膜异位症、子宫腺肌病和早孕。

临床上常用此指标辅助诊断上述疾病。因 CA125 在不同疾病中有交叉反应，故不能作为单独的指标确诊上述疾病，可与其他检查联合提高特异性和敏感性。CA125 在早期的子宫内膜异位症患者中通常不高，多用于怀疑有深部浸润或较严重的子宫内膜异位症患者，一般结果判定多>35U/ml 而<200U/ml，深部浸润的子宫内膜异位症患者可达 87%出现阳性，早期轻型的子宫内膜异位症仅 37.5%阳性。

此外，CA125 用于监测病情变化是一个非常敏感的指标，如果血清 CA125 持续上升，也可提示子宫内膜异位症在进展，故目前 CA125 更多用于监测病情变化、预测复发、提示是否有恶变可能等。

 如何知道自己是否患了子宫内膜异位症？

对于有长期下腹部疼痛、痛经进行性加重、性交痛及不孕的人群应警惕是否患有子宫内膜异位症。如果您有进行性加重的痛经、慢性盆腔痛、不孕或者其他原因不明的腹痛、腹泻、便秘、便血、尿痛、尿血、尿频、腰痛等不适，体检发现卵巢囊肿，应及时去医院就诊，妇科医生会根据您个人的具体情况安排相关检查，如妇科检查、盆腔或阴式 B 超、盆腔 CT 或 MRI、血清 CA125 或抗子宫内膜抗体测定，必要时要行腹腔镜检查等各种手段对您的病情进行确诊。

一般情况下，通过临床症状、妇科检查、结合盆腔 B 超、实验室的相关检查可以初步判断是否得了子宫内膜异位症。但对于一些患者，尤其是有生育要求但许久不能怀孕者，或者发现盆腔包块较大且考虑"巧克力囊肿"的患者，首选腹腔镜手术尽快确诊子宫内膜异位症。

33 妇科检查能帮助诊断子宫内膜异位症吗？

妇科检查，也就是我们说的双合诊或三合诊（未婚女孩可做肛诊），是妇科医生用窥器和双手对女性盆腔器官阴道、宫颈、宫体、输卵管、卵巢及宫旁结缔组织以及骨盆腔大小、位置、质地等有无异常进行判断的一种方法。对一部分子宫内膜异位症患者可以进行初步的诊断。如病灶位于子宫直肠陷凹，患者可因粘连而子宫后倾后屈固定，子宫骶骨韧带或宫颈后壁可触及如黄豆或绿豆大小的触痛性硬结，三合诊或肛诊时也可发现这种特异性的结节，会在经期增大，压痛明显。巧克力囊肿的患者可在子宫一侧或双侧触及张力较大的包块，与周围粘连固定，边界有时不清楚。在这些情况下，结合临床症状如痛经、性交痛等可初步诊断子宫内膜异位症。

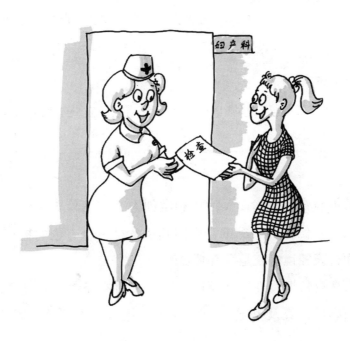

B超能够帮助我诊断是否患上了子宫内膜异位症吗？

目前盆腔B超是用于诊断妇科疾病最常用的影像学手段，其对子宫内膜异位症的诊断有很大的参考价值。但因为子宫内膜异位症的类型多种多样，B超对内膜异位囊肿的诊断具有重要价值。但尚不能检查异位内膜的种植和粘连。B超对确定异位囊肿的敏感性及特异性在96%以上，基本可以明确囊肿的位置、大小、形状，典型的卵巢异位囊肿B超下表现为附件区无回声包块，壁厚，粗糙，内伴有密集光点回声，与子宫关系密切，诊断囊肿的B超必须要憋尿检查，因憋尿可推开肠管，避免肠管内气体和内容物对超声影像的干扰，并且适当憋尿可提高子宫位置，充分暴露组织器官，提高超声诊断的准确性。经阴道超声可用于监测严重的直肠和阴道直肠隔深部浸润性子宫内膜异位症。对于其他类型的子宫内膜异位症就需要结合其他检查方法进行诊断了。

 如果怀疑患子宫内膜异位症，应何时选择腹腔镜检查？

腹腔镜检查是集诊断、治疗和微创为一体的检查手段，是目前诊断子宫内膜异位症的金标准，但因其毕竟是一个有创的检查，单纯为了诊断而行腹腔镜检查是没有必要的。

如果您有长期慢性腹痛及进行性加重的痛经，且血清CA125持续升高，而妇科检查及B超、CT、MRI影像学检查都没有阳性发现时，可行腹腔镜检查明确诊断。如果您长期不孕，行相关检查未找到明确的不孕原因，且也有腹痛、痛经等疑似子宫内膜异位症的症状时，可行腹腔镜探查盆腔环境，明确诊断及临床分期，必要时在腹腔镜下解除粘连，帮助怀孕。如您的 B 超发现的"巧克力囊肿"较大，且双侧卵巢都有时，也宜尽快行腹腔镜手术确诊，剔除巧克力囊肿，明确盆腔情况，评估预后。

 其他的影像学检查如 X 线、MRI、CT 等对诊断子宫内膜异位症有帮助吗？

X 线检查对诊断子宫内膜异位症的意义不大，但对于异位于呼吸道、泌尿道的患者出现的气胸、尿路梗阻、肾盂扩张等表现，X 线检查可以帮助诊断。一般来说，磁共振成像（MRI）对子宫内膜异位症的诊断具有更高的特异性，它可提供比 B 超检查更大的视野，并且能够更清晰地显示病变与周围解剖结构的粘连，是评价附件区占位很有价值的辅助检查，其对卵巢内膜异位囊肿、盆腔外子宫内膜异位症以及深部浸润病变的诊断和评估具有重要意义。CT 检查也是诊断子宫内膜异位症的常用手段，但特异性稍差，确诊时需辅助其他相关检查。

 诊断子宫内膜异位症还有其他抽血化验的检查方法吗？这些抽血诊断试验的准确性如何？

所谓抽血化验的检查指的是血清 CA125、CA199 和抗子宫内膜抗体等指标的检测。血清 CA125 测定主要是用于监测病变活动及病情进展情况，也可监测治疗效果及复发情况；CA199 同样是肿瘤标志物，临床上主要用于消化道肿瘤的诊断及监控，在子宫内膜异位症患者中，中重度的子宫内膜异位症患者水平会超过 35U/ml，但特异性较差，一般联合 CA125 或者腹腔镜辅助诊断和判定疾病程度。

抗子宫内膜抗体（EMAb）是子宫内膜异位症的标志性抗体，特异性高（90%～100%），但敏感性差（60%～90%），子宫内膜异位症患者 60% 以上阳性。对因子宫内膜异位症而致不孕的患者，若体内检测到该抗体，表明体内有异位内膜刺激及免疫内环境改变，容易发生流产。

 哪些情况下要考虑子宫内膜异位症复发？

子宫内膜异位症很难根治，一般来说，子宫内膜异位症复发是指手术切尽内异病灶后，又重新生长出来的新的子宫内膜异位症病灶，这种情况需要与既往手术未切尽、病灶在术后复燃相区别。子宫内膜异位症复发包括以下几点：

（1）子宫内膜异位症相关症状如痛经、慢性盆腔痛、性交痛等的复发。

（2）检查发现新的深部浸润性子宫内膜异位症，如妇科检查可摸到子宫后方的触痛性结节。

（3）B 超或磁共振成像（MRI）提示出现新的巧克力囊肿（卵巢内膜样囊肿）。

（4）磁共振成像（MRI）提示出现新的深部浸润性内异症。

（5）再次腹腔镜手术取得子宫内膜异位症的组织病理学证据。

内异症保守性术后的复发率较高，保守性手术后 1 年和 2 年的复发率可达 10% 和 15%。

此外，通过病史，可对子宫内膜异位症复发进行预测，有临床回顾性研究显示：子宫内膜异位症手术时的分期（r-AFS）：期别越高、既往有内异症相关药物治疗史、内膜样囊肿直径越大、患者年龄越轻可能是内异症患者术后复发的高危因素。而孕激素受体-B（PR-B）、核因子-κB（NF-κB）、Slit-2 等基因在复发患者的异常表达，使得其成为潜在的、能预测复发的生物学标志物之一。

 子宫内膜异位症复发怎么诊断？

子宫内膜异位症复发可从以下几方面来进行诊断：

（1）临床诊断：①临床症状：疼痛：包括痛经和性交痛。经过药物治疗的内异症病例，停药后再出现疼痛或性交痛时，要考虑为复发。不孕：药物治疗或保守性手术后仍持续不孕，经检查无其他不孕原因时，常是疾病复发所致。②妇科检查：经药物治疗后消失、缩小的病灶，在停药后重新出现，并有增大趋势，有触痛性结节出现时，应考虑复发。

（2）CA 125 测定：CA 125 诊断复发的敏感性不高，故而不能单凭 CA 125 诊断复发，应该结合临床症状及妇科检查来判断。但血清 CA 125>35U/ml 水平者，为复发的高危因素。

（3）超声检查：有手术剔除卵巢子宫内膜异位囊肿病史，复查时又出现囊肿，且伴有症状如痛经出现，要考虑复发。

（4）腹腔镜检查：腹腔镜检查是诊断内异症复发的金标准，如果考虑复发，也是诊断子宫内膜异位症复发的最佳选择。

 如何诊断子宫内膜异位症恶变？

因子宫内膜异位症长期持续存在，根治较难，保守性手术复发率也较高，包括妊娠分娩后也还可以出现内异症复发、加重等原因，故子宫内膜异位症恶变已经受到越来越多的妇产科医生的重视，有以下情况一定要注意子宫内膜异位症病灶是否恶变：①卵巢上发现的囊肿过大，直径>10cm 或有明显增大趋势；②绝经后又有复发；③疼痛节律改变，痛经进展或呈持续性；④影像学检查（B 超，MRI 等）卵巢囊肿腔内有实性或乳头状结构，或病灶血流丰富；⑤血清 CA125 明显升高（>200U/ml）。

子宫内膜异位症恶变诊断标准有以下几条：①癌组织与子宫内膜异位症组织并存于同一病变中；②两者有组织学的相关性，有类似于子宫内膜间质的组织围绕于特征性内膜腺体，或有陈旧性出血；③排除其他原发肿瘤的存在，或癌组织发生于子宫内膜异位症病灶而不是从其他部位浸润转移而来；④有子宫内膜异位症向恶性移行的形态学证据，或良性子宫内膜异位症与恶性肿瘤组织相接。恶变的部位主要在卵巢，其他部位如阴道直肠隔、腹部或会阴切口等较少。

41 中医如何诊断子宫内膜异位症？

中医学无"子宫内膜异位症"这一病名，根据子宫内膜异位症的主要临床表现，本病可归属于中医学"痛经""癥瘕""不孕""月经不调"的范畴，传统中医对子宫内膜异位症的诊断主要是通过其局部和全身的症状以及舌脉变化进行辨证论治，但是随着现代医学的发展，局限于症状、舌脉已经不能够满足疾病诊治的需要了，因此为了早期发现，早期治疗，提高诊断的准确性，借助西医的辅助检查是十分必要的。

首先，对可疑子宫内膜异位症的患者行相关检查（包括妇科检查、盆腔或阴道 B 超、CA125、MRI 等，甚至腹腔镜的检查），尽快明确诊断，所谓中医的"辨病"；然后，再结合患者具体的症状、伴随的全身症状和不适以及舌脉再进行辨证分析，即中医的"辨证"。这样才能够比较准确而全面地判断子宫内膜异位症的中医特点。

因此，现代中医学对子宫内膜异位症的诊断主要是先利用现代医学的辅助检查提高辨病的准确性，然后结合中医诊治疾病的特色对疾病进行辨证，将辨病与辨证相结合，提高中医学诊断子宫内膜异位症的准确性和科学性。

42 中医的瘀血和子宫内膜异位症的关系？

中医学认为子宫内膜异位症发病的主要机制为"瘀血阻滞冲任、

胞宫"。各种原因如肾虚（先后天不足、房劳多产等）、寒凝（贪凉饮冷）、气滞（抑郁愤怒等不良情绪）、气虚（大病久病）、热灼（嗜食辛辣）等因素导致的肾肝脾等脏腑功能、气血运行功能的失调，都会导致女性出现瘀血内阻胞宫、冲任、胞脉胞络（西医的子宫、卵巢、输卵管），胞宫、胞脉、胞络受阻，气血运行不畅，不通则痛，可以有痛经一症；瘀血聚于下焦，瘀久积聚，渐生包块，可有巧克力囊肿包块一症；瘀血日久，血运不畅，血不归经，而致月经量多、经期延长等月经失调一症；瘀血作为病理产物又加重气血阻滞，胞宫、胞脉失养，而致精卵不能结合导致不孕等。中医学能从自身固有的体系理解和解释子宫内膜异位症的种种表现，也可以用自有的体系进行针对性的治疗。

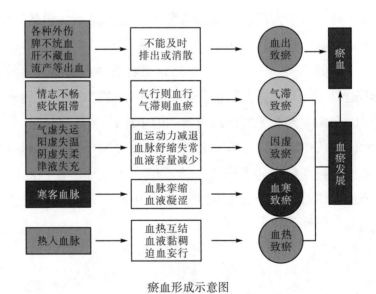

瘀血形成示意图

中医的子宫内膜异位症有什么样的不适身体表现？

中医学无"子宫内膜异位症"这一疾病，但根据其临床表现，中医学中的"痛经""下腹痛""不孕""月经不调"等疾病均可归属于子宫内膜异位症的范畴。因此，中医学中的子宫内膜异位症主要表现除了痛经、盆腔包块、经期延长、月经量大、月经淋漓不尽及不孕等不适表现外，在中医学进行治疗时，采用的辨证论治，这其中各种不同证的变化中，还需要通过对人体全身的症状的一些变化和舌苔脉象的不同而来判断。例如，子宫内膜异位症肾虚血瘀证的患者除了可有痛经、盆腔痛、不孕外，还有怕冷、腰酸、足跟疼痛、舌淡而暗，有瘀点，脉沉细等其他的不适症状和体征，比西医的症状会更多一些。

 中医的子宫内膜异位症会有什么样特别的舌象变化和脉象变化？

中医学认为子宫内膜异位症的主要致病因素为瘀血，发病的主要病机为"瘀血阻滞冲任、胞宫"，因此其舌脉主要表现在血瘀上，大多数患者可见舌质紫黯，边有瘀斑，舌下脉络瘀紫明显；脉象可见涩、弦等瘀血阻滞之脉。不同证型的患者还兼有不同的舌脉变化，如肾虚气虚可见淡黯色舌，沉细脉；痰湿阻滞可见舌胖大，舌苔白腻，脉濡细；热灼则可见红舌，舌苔薄黄，脉滑数等不同。

45 中医常说的瘀血在子宫内膜异位症的患者身上是怎么表现的?

中医常说的瘀血特点是:易于阻滞气机——瘀血为有形之邪,易阻滞气机,气机郁滞又进一步加重瘀血,从而形成气滞与血瘀相互影响的恶性循环。如外伤致瘀,表现为局部青紫、肿胀、疼痛等血瘀气滞的症状。影响血液运行——瘀血停留于脉内或脉外,可致局部或全身的血液运行失常。瘀血阻滞于心脉,可致心脉痹阻,出现胸痹心痛;瘀血留滞于肝,可致肝脏脉络阻滞,发为癥积;瘀血阻滞于经脉,气血运行不利,形体官窍脉络瘀阻,可见口唇、爪甲青紫,皮肤瘀斑,舌有瘀点、瘀斑等。影响新血生成——瘀血是病理性产物,已失去对机体的濡养滋润作用。瘀血阻滞体内,尤其是瘀血日久不散,可导致脏腑功能失常,影响新血的生成。因此有"瘀血不去,新血不生"的说法。故久瘀之人,常可见肌肤甲错、毛发不荣等血液亏虚和机体失濡的临床表现。

病证繁多,病位固定,瘀血形成原因各异,停留部位不同,故可导致多种复杂的病证。如血寒致瘀,多伴有疼痛、手足皮肤青紫等;血热致瘀,则多伴有面红目赤、舌色红绛等。若瘀血在心,可见心悸气短、胸闷心痛,甚则唇舌青紫、汗出肢冷;瘀血在肺,则宣降失调,可见胸痛、气促、咯血;瘀阻于肝,可见胁肋刺痛、腹胀纳呆、渐成癥积肿块。瘀阻胞宫,经行不畅,可见痛经、闭经、经色紫暗有块或崩漏下血;瘀阻于肢体肌肤,可见肿痛青紫;瘀阻于脑,脑络不通,可致头痛、头晕。

瘀血所致病证虽然繁多,但瘀血一旦停滞于机体某脏腑组织,多难于及时消散,故其致病又具有病位相对固定的特征,如局部刺痛、固定不移，或癥积肿块形成而久不消散等特征。

在子宫内膜异位症的患者身上主要典型表现为各种疼痛，包括痛经、盆腔痛、排卵痛、排便痛等；月经血发暗、有血块；盆腔包块；不孕；舌黯有瘀斑、脉涩或弦等。

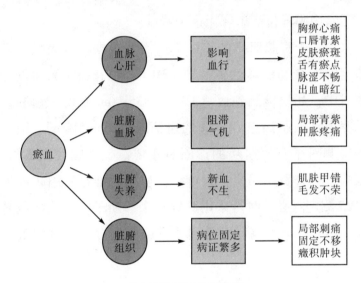

瘀血的致病特点示意图

46 子宫腺肌病和子宫内膜异位症的身体不适和表现很像，如何区别二者呢？

子宫腺肌病和子宫内膜异位症都是异位子宫内膜引发的疾病，二者都有继发性渐进性加重的痛经、不孕等不适。但子宫内膜异位症异位范围广，可侵犯全身任何部位，所以其临床症状多种多样，因异位的部位不同而表现不同，临床上可见进行性加重的痛经、慢性盆腔痛、性交痛、排卵痛、不孕，或者腹痛、腹泻、便秘、便血、尿痛、尿血、尿频、腰痛等不适；子宫腺肌病的症状表现为继发性痛经、月经过多、不孕等症状，也有部分患者是没有明显症状，只是在做常规体检时发现。子宫腺肌病的子宫有一个特点：子宫的大小和质地可以随月经周期发生变化，月经前、月经期和月经期后子宫增大，月经后子宫会逐渐缩小。子宫内膜异位症患者无这个特点。

一般来说，子宫腺肌病的诊断不但需要根据症状表现，而且更重要的是依据阴道 B 超、彩色多普勒、MRI 等检查技术来协助诊断。化验检查项目中，如果检测到血清 CA125>35U/ml 有助于诊断，据有关资料显示，子宫腺肌病患者 80% 的血清 CA125>35U/ml。因此，血清 CA125 的检测对子宫腺肌病的诊断有重要意义。磁共振成像（MRI）诊断率较高，检查费用昂贵，很难广泛应用。推荐使用超声检查结合血清 CA125 测定。必要时可采用腹腔镜来诊断子宫腺肌病或者子宫内膜异位症。但是临床上也可以看到子宫腺肌病合并子宫内膜异位症的患者。

第三章 子宫内膜异位症
鉴别诊断篇

我第一次来月经后不久就有痛经，现在已经结婚，仍然有痛经，是否我的痛经是子宫内膜异位症引起的？

一般情况下，月经初潮的最初几个月，发生痛经极少，随后发生率迅速升高，16～18岁时达到顶峰（82%），30～35岁以后逐渐下降，在生育年龄中期稳定在40%左右，以后更低，50岁时维持在20%。性生活的开始，可以降低痛经的发生率。对瑞典19岁女青年的追踪调查5年结果表明，到24岁时痛经发生率从72%下降至67%。严重程度也下降。分娩也是一个可缓解痛经的一个重要因素，有过足月妊娠分娩史的妇女痛经发生率及严重程度明显低于无妊娠史及有妊娠史但自然流产或人工流产者。

从初潮开始出现的痛经，多数属于原发性痛经的范畴，原发性痛经常发生在年轻女性，初潮后数月（6～12个月）开始，疼痛常在月经即将来潮前或来潮后开始出现，并持续在月经期的前48～72小时，疼痛常呈痉挛性，有时很重，以至于需卧床数小时或数天。疼痛集中在下腹正中，有时也伴腰痛或放射至股内侧。但一般原发性痛经的妇科盆腔检查无阳性所见，盆腔B超等也无明显异常发现。

但近年来随着子宫内膜异位症出现年轻化的特点，因此，有原发性痛经的女性需要积极就诊检查和治疗，尽早发现或者治疗子宫内膜异位症。

我的痛经很重，我是不是就得了子宫内膜异位症呢？

痛经是子宫内膜异位症的一个特有表现，但是，不是所有的痛经都是由于子宫内膜异位症引起的。女性盆腔炎常常也可有痛经，原发性痛经也有相当的部分不是子宫内膜异位症。这几个有痛经表现的疾病鉴别主要看以下几方面：

表　有痛经表现的疾病鉴别

病名	子宫内膜异位症	盆腔炎	原发性痛经
痛经特点	逐渐加重的痛经	痛经无进行性加重特点	痛经无进行性加重特点，但可以很重，有的可有痛性晕厥
其他症状	性交痛、排卵痛、排便痛、不孕	非经期小腹部疼痛，腰骶部疼痛，伴白带增多，急性期可发热	平素无症状
妇科检查	可查到触痛性结节、盆腔包块	双侧附件增厚压痛、子宫体压痛等	无特殊发现
其他检查	B超可发现巧克力囊肿	急性期血常规白细胞增多	无特殊发现
试验性治疗	激素类药物有效	抗生素治疗有效	止痛药物、中药、针灸等有效

我一直都有同房疼痛，同房不愉快的感觉，是否也是子宫内膜异位症的问题呢？

引起性交疼痛的原因很多，如生殖器官和泌尿系统的各种疾病、先天畸形等都可能引起。最常见的当然是接近阴道后穹隆的宫底韧带上有内膜异位结节，或者盆腔炎症使腹膜脏器粘连，阴茎插入时撞击宫颈，引起腹膜振动而牵动脏器产生疼痛。当然其他常见的原因还有由于严重阴道炎、心理因素等造成的同房疼痛和不愉快。这些原因比较容易鉴别，可以通过妇科检查或 B 超等进行鉴别判断，必要时可请心理医师进行咨询鉴别。

 我月经一直淋漓不尽，多年不孕，是否因子宫内膜异位症引起？

子宫内膜异位症常常可造成不孕，并且子宫内膜异位症不孕的原因之一可由异位的内膜病灶对卵巢排卵产生不利的影响，随之而产生的黄体功能不足的情况，黄体不足可以看到月经淋漓不尽的表现。但是单从这两点就诊断子宫内膜异位症还是不够全面的。

因为不孕的原因非常复杂，子宫内膜异位症引起不孕的原因也是多方面的，如继发于子宫内膜异位症的内分泌功能失调、盆腔器官粘连引起的排卵障碍，等等；单纯的月经淋漓一个症状也有可能是其他病因引起，一些女性盆腔器质性疾病如子宫内膜息肉、黏膜下肌瘤、盆腔炎等也可引起；黄体不足引起的月经淋漓还需要排除年龄的原因造成的卵巢功能衰退。因此，需要到妇科进行进一步的专科检查，包括行血清内分泌及卵巢功能的相关检查，盆腔 B 超，甚至腹腔镜等检查行进一步全面的判断。

 我每个月都有排卵期疼痛，是不是得了子宫内膜异位症？

排卵多发生在两次月经之间，排卵是随着卵泡的发育成熟，卵泡逐渐向卵巢表面移行并向外突出。当卵泡接近卵巢表面时，该处表层细胞变薄，最后破裂，出现排卵。卵细胞的排出，不是驱逐过程，而是大部分卵泡液体流出之后，卵细胞才排出。在促性腺激素特别是黄体生成激素的作用下，成熟卵泡能分泌前列腺素，能使成熟卵泡周围间质内的平滑肌纤维收缩，促使卵泡破裂。由于平滑肌纤维收缩会使你觉得肚子痛，卵子排出之后，也会引起输卵管的蠕动等。

排卵是正常的生理现象，由于个体差异，有的人有感觉，有的人无任何不适感，也有的会感觉下腹部疼痛，多数轻度的不需要治疗，可自行缓解。而子宫内膜异位症引起的排卵疼痛，通常会伴随痛经、性交痛、肛门下坠等其他不适，有的患者通过 B 超可看到巧克力囊肿等也可提示排卵疼痛的原因不是单纯生理性变化。

鉴别是否子宫内膜异位症引起的排卵疼痛需要根据每个人的不同情况，安排相应的检查来最后确诊。

52 肛门坠胀是子宫内膜异位症特有的症状吗?

肛门坠胀是指想解大便的感觉,重者可表现为里急后重,即实质上无便可排,却反复有便意。这种情况,有时是非常典型的腹膜刺激局部症状,特别是血液在直肠窝的积聚对直肠产生的刺激。

通常还需要排除由于肠炎、痢疾等肠道本身疾病引起。子宫内膜异位症引起的肛门坠胀还可伴有其他症状,如渐进性加重痛经、慢性盆腔疼痛,不孕,盆腔发现包块,大便检查应该是正常的。而肠炎、痢疾可有便常规异常,血常规异常等。但是病灶位于肠道的子宫内膜异位症常常有周期性便血和肛门坠胀的感觉,需要注意和溃疡性结肠炎、克罗恩病鉴别。溃疡性结肠炎腹痛无周期性,无包块,可用钡餐和结肠镜确诊。克罗恩病有腹痛、腹泻、腹部包块,与子宫内膜异位症很相似,但其发作无周期性,可伴发热、贫血及关节、皮肤、眼部的多脏器损害,也可用结肠镜确诊。特别要注意的是,与直肠癌和结肠癌的鉴别,癌性的腹痛、肛门坠胀和出血不会有周期性发作特点,癌症会伴有体重减轻,需要及时肠镜检查及活检尽快明确诊断。

53 我有卵巢囊肿,B超有时说是巧克力囊肿,有时说不是。我到底是否得了子宫内膜异位症的巧克力囊肿?

卵巢巧克力囊肿是"肿块"但并非是"肿瘤",它是子宫内膜异位症的一种病变形态。子宫内膜碎片,随经血逆流经输卵管进入盆腔,种植在卵巢表面或盆腔其他部位，形成异位囊肿。这种异位的子宫内膜也受性激素的影响，随同月经周期反复脱落出血，如病变发生在卵巢上，每次月经期局部都有出血，使卵巢增大，形成内含陈旧性积血的囊肿，这种陈旧性血呈褐色，黏稠如糊状，似巧克力，故又称"巧克力囊肿"。

这种囊肿可以逐渐增大，有时会在经期或经后发生破裂，但很少发生恶变。如果考虑卵巢囊肿是巧克力囊肿，还会伴随子宫内膜异位症的其他症状如继发性渐进性痛经、不孕、月经紊乱及性交痛等。B超尤其是阴道超声，对巧克力囊肿的诊断率可达95%，特异性的子宫内膜异位症巧克力囊肿的B超表现是：圆形或椭圆形的低回声区，囊壁相对较厚，厚度基本均匀，边界往往因粘连而模糊，囊壁由于液体黏稠及血块黏附而不平，囊液透声差，内部含大量细小密集光点，而成低回声，时间较长的囊肿内可以有凝固的血块，而出现中高回声区，使内部回声不均匀，形态不规则，囊腔内还可探及纤维组织形成的光带，构成完全性或不完全性分隔，彩色多普勒囊壁可探及阻力较高的血管。

但是，卵巢也非常容易形成各种生理和病理性的囊肿，需要和巧克力囊肿进行鉴别，结合平时的症状，超声的特有表现一般可以诊断。如果在超声不能确定的情况下，必要时可通过腹腔镜手术尽快确诊。

卵巢上发现的包块需要高度重视，排除卵巢癌，一般卵巢癌进展较迅速，腹部持续胀痛，伴腹腔积液，B超显示囊实性或实性包块，血流丰富，多数情况下CA125>100U/ml。

我上高中时因巧克力囊肿破裂做过急诊手术，现在29岁，结婚2年，一直未怀孕，不孕的原因是否为子宫内膜异位症？

不孕的原因非常复杂，可由于所有受孕环节的问题引起。因此，排查需要考虑以下几个方面的问题：

（1）卵巢：生产卵子的地方，卵巢发育不良、炎症、囊肿（包含子宫内膜异位症巧克力囊肿）等均可影响卵子生成和发育，导致不孕。

（2）子宫：是孕妇孕育宝宝的摇篮，受精卵要在这里着床，并发育成胎儿。很多女性因为宫腔炎症、粘连、子宫内膜异位症、子宫发育不良等问题，导致不孕。

（3）输卵管：是输送卵子的唯一通道，也是精子与卵子结合的地方，由于输卵管炎症、子宫内膜异位症导致的粘连、阻塞等导致不孕，是女性不孕症的主要病因之一。

（4）宫颈口：是精子进入子宫的第一关口，如果发生肿瘤、炎症、糜烂或其他感染，造成宫颈堵塞、变形等使得怀孕失败。

（5）阴道：阴道尿道的炎症以及感染等，炎症的细胞和病原体会直接或间接影响精子的质量，导致不孕。

而子宫内膜异位症的不孕可因子宫内膜异位症病灶的不同，影响上述各个环节造成不孕。

一般说来，不孕需要系统检查以下各种原因。①排卵障碍，性激素检测：女性的下丘脑-垂体-卵巢轴功能紊乱，造成排卵异常。子宫内膜发育不良、排卵障碍、卵子不着床导致不孕。②盆腔情况：盆腔的各种炎症、子宫内膜异位症等慢性疾病，可造成生殖器官病变、功能失调，输卵管运行不畅、阻塞等影响受孕。③其他内分泌原因：甲状腺、肾上腺等功能异常，内分泌失调，使女性月经不调、排卵障碍、闭经等造成不孕。④免疫因素：有一部分的夫妻，他们通过检查，生殖器官一切正常，但是就是不怀孕，通过排查，发现是产生了抗精子抗体、抗卵巢抗体、抗透明带抗体等免疫反应，这种免疫反应会杀灭精子或抑制精子与卵子结合，造成无法怀孕。⑤全身性因素：部分女性由于身体弱、营养不良、免疫性疾病等各种原因引起生育异常。

有过巧克力囊肿破裂病史的患者，很容易出现复发，B超能监测到巧克力囊肿生长情况，但如果未能发现巧克力囊复发，则需要全面系统的检查来判断不孕的原因。

 我的 *B* 超发现盆腔卵巢部位有包块，这是卵巢恶性肿瘤，还是子宫内膜异位症的巧克力囊肿？

若卵巢癌误诊为卵巢的子宫内膜异位症，则会延误治疗，故必须慎重。卵巢癌不一定有腹痛症状，如有往往也为持续性，不像子宫内膜异位症的周期性腹痛。妇科检查时卵巢癌为实质感，表面凹凸不平，体积亦较大。卵巢的子宫内膜异位症还可能伴发其他部位的子宫内膜异位症，而兼有该部位病变的体征。

B 超的表现、MRI 的表现也有较大的区别。此外，可以抽血检查肿瘤标志物，一般卵巢癌的肿瘤标志物指标较高，子宫内膜异位症仅仅 CA125 可能略高于正常。对于不能鉴别的患者，年龄大的应实行剖腹探查，年纪轻的可短期按子宫内膜异位症治疗，密切观察包块变化情况。

当然，也有子宫内膜异位症囊肿恶变的例子，需要密切注意病史。

 我排便不畅，有时便血，如何区别我的问题是子宫内膜异位症引起，还是直肠癌引起？

当子宫内膜异位症侵犯直肠、乙状结肠而范围较广时，往往在该处形成硬块，造成部分梗阻，个别情况异位子宫内膜侵及肠黏膜引起出血，则更似直肠癌。但直肠癌的发生率远较肠子宫内膜异位症的发生率高。

一般直肠癌患者体重减轻明显，肠出血较频，与月经无关，无痛经。肛诊时肿瘤固定于肠壁，肠壁四周皆狭窄。钡灌肠可见肠黏膜不平，钡充盈不良范围小。乙状结肠镜检查看到溃疡，出血，活检可确诊。肠道子宫内膜异位症不会出现体重减轻，肠道很少出血，个别出血也在月经期发生，痛经较重。肛诊时黏膜与其底部肿块不相粘连，仅前壁发硬。钡灌肠显示肠黏膜光滑，钡充盈不良范围广。当然可通过腹腔镜手术后病理确诊。

 我痛经十分严重，到底得的是子宫内膜异位症还是子宫腺肌病，如何鉴别？

子宫腺肌病的临床表现：

（1）继发性痛经：60%以上的患者有痛经，而且常常是就诊的原因。典型的痛经是继发性痛经，呈进行性加重，来一次月经就觉得痛经较上一次痛得严重些。

（2）月经过多：因为子宫腺肌病造成子宫肌壁增厚、子宫体积明显增大、子宫内膜面积也明显增大，导致月经期子宫内膜脱落面积增大、脱落不同步，同时子宫肌层增厚影响子宫腔内宫的收缩止血，所以月经出血量明显增加，月经期延长。子宫腺肌病常合并子宫内膜增生过长，也是月经过多的原因。

（3）不孕：子宫腺肌病是否导致不孕还没有明确的定论。由于子宫腺肌病常常合并子宫内膜异位症，导致生育功能下降的原因很难截然分开。子宫腺肌病引起不孕的原因可能有：

①合并子宫内膜异位症，造成病变部位粘连，严重时造成拾卵和运输功能受阻。同时子宫内膜异位症产生的自身免疫反应影响精子的活动等。②子宫腺肌病病变部位子宫内膜的反应性产生的细胞因子和前列腺素合成增加可能影响子宫输卵管的运输功能。同时因为子宫肌层增厚压迫子宫输卵管连接部造成输卵管间质部梗阻。③若合并子宫肌瘤者，对受精卵着床同时造成影响。

子宫内膜异位症和子宫腺肌病临床症状很像，因此鉴别可以从以下几个方面来判断：子宫腺肌病的子宫一般呈球形，其大小和质地可以随月经周期发生变化，月经前、月经期和月经期后子宫增大，月经后子宫会逐渐缩小。一般来说，子宫腺肌病的诊断不但需要根据症状表现，而且更重要的是依据阴道B超、彩色多普勒、MRI等检查来协助诊断。阴道B超和MRI有特殊的诊断价值。此外，据有关资料显示，子宫腺肌病患者80%的血清CA125>35U/ml。因此，血清CA125的检测对子宫腺肌病的诊断有重要意义。

58 我快绝经了，但还是有子宫内膜异位症的问题，绝经后我的内异症会转成癌症吗？

子宫内膜异位症是一种具有恶性肿瘤行为的良性疾病，以前认为恶变率极低。绝经因为随着雌激素水平降低，为子宫内膜异位症自然缓解的一个较好的时机。但是近几年来，国内外对各部位的子宫内膜异位症病灶恶变均有报道，绝经后恶变的发生也时有文献进行报道，多数恶变的病理类型以子宫内膜样癌及透明细胞癌为多见。其中，继发于剖宫产术后的腹壁瘢痕子宫内膜异位病灶恶变在国内外均有个案报道，其病理类型多数为子宫内膜透明细胞癌，少数为子宫内膜间质肉瘤。在这些病例报道中，患者病例确诊前均有误诊，多数误诊为良性子宫内膜异位症。

子宫内膜最常见的种植部位是盆腔脏器和腹膜，其中以侵犯卵巢者最为常见，也可出现在身体的其他部位，如肠道内子宫内膜异位的患者可伴有腹痛、腹泻及便血等症状。子宫内膜异位到子宫肌壁间、宫颈、双卵巢、双输卵管壁、直肠等部位并不罕见，但异位子宫内膜均发生恶变，在位子宫内膜未见癌变实属罕见，这种情况在术前最容易被误诊。

因此，无论是否绝经，对于子宫内膜异位症时间长或手术后短时间内又复发、病灶体积迅速增大时，应积极检查包括阴道 B 超、盆腔CT、肿瘤标志物，等等。应高度警惕内异病灶发生恶变，必要时及时手术治疗排除内异灶恶变，以防误诊而耽误治疗的最佳时机。

59 急性下腹痛会是子宫内膜异位症引起的吗？

子宫内膜异位症所致急腹症虽然较少见，但近年来随着内异症发病率及诊断水平的提高，内异症引起的急腹症发病率有升高的趋势。其中以卵巢巧克力囊肿破裂为最常见，占 1.4%～3.5%。此外，还有卵巢巧克力囊肿继发感染、痛经、肠狭窄或肠梗阻等。所以急性育龄妇女下腹疼痛，结合病史，也要充分考虑是内异症所致。

第四章　子宫内膜异位症
治疗篇

60 子宫内膜异位症能被治愈吗?

　　子宫内膜异位症因其病因的不完全明确性、病理机制的复杂性以及临床症状的多样性，雌激素依赖的特点，本病在生育年龄是不能完全被治愈的。临床上对其治疗原则也主要是尽可能的消除病灶，改善和缓解疼痛，促进生育，提高生活质量和减少复发。而且针对不同的年龄、有无生育要求，症状的严重情况、病变范围及患者意愿等因素，采取的治疗措施是不一样的，尤其对疼痛、不孕及盆腔包块的治疗要区别对待，因人因时而异。当然，如果妇女妊娠、绝经（包括手术切除双侧卵巢或放射治疗、化疗对卵巢功能的损害的人工绝经、自然绝经）都会使子宫内膜异位症逐渐病灶萎缩、变小，可以使子宫内膜异位症得到比较彻底的缓解。

61 内异症疼痛治疗——如何治疗子宫内膜异位症引起的痛经?

　　对于子宫内膜异位症痛经的治疗，根据上述的治疗原则，主张个体化。一般情况下，有药物和手术两种治疗方法，可根据患者具体情况采取不同的治疗方法。

对于无合并盆腔结节及附件包块的单纯痛经，患者暂时不考虑生育的年轻女性，首选药物治疗。可选用非甾体类抗炎止痛药（如布洛芬、凯扶兰、消炎痛栓等）、口服避孕药（妈富隆、达因-35、优思明等）、高效孕激素（左旋炔诺酮）、雄激素衍生物（内美通、达那唑）或促性腺激素释放激素激动剂（GnRH-a-达菲林、抑那通等）治疗3~6个月。若痛经经过药物治疗无缓解，可考虑手术治疗；对合并盆腔结节及附件包块的患者，首选手术治疗，去除病灶，缓解疼痛。需要生育的患者，可评估病情后先手术治疗，术后积极采取助孕措施，必要时可考虑 IVF-ET 即试管婴儿技术。

在药物治疗过程中，因治疗子宫内膜异位症疼痛的药物为抗炎止痛和激素类制剂，或多或少有一些诸如肝功能异常、恶心呕吐、潮热、出汗、痤疮、水肿、体重增加、失眠、心烦等副作用，因此要求患者一定要在专科医生的指导下用药，并按时定期随诊复查肝肾功能等，以便减少药物的不良反应。

另外，中医中药和针灸、推拿按摩等在治疗子宫内膜异位症引起的痛经方面有较好的疗效，可在专科医生的指导下口服一些活血化瘀止痛的中药或者中成药，或者采取针灸、推拿按摩、贴敷膏药等措施缓解痛经。

（1）口服中成药：可选用散结镇痛胶囊、血府逐瘀口服液、少腹逐瘀颗粒、龙血竭片，等等。

（2）针灸法：①太阳灸贴敷法——取穴：关元、中极、神阙穴交替贴。治疗方法：在每月月经来潮前两天开始贴四天。②温灸：主穴：太冲、足三里、三阴交、内关、肾俞。配穴：关元、命门。每次取二穴，均双侧，配穴酌加1穴。可在上述穴位隔姜灸。

（3）穴位敷贴法：痛经贴、痛经宝等外用膏药在发作时贴敷于下腹部或妇科常用穴位三阴交、关元、气海等。

（4）艾灸法：①隔盐灸（隔姜灸、隔盐隔姜灸）：每穴灸 3~5 壮，每次约 10~30 分钟。自经前 3~5 天开始，每日 1 次，至月经结束。一个月经周期为一疗程，连续 3 个疗程。②艾条灸：每次每穴艾条灸 2~3 分钟，每次自经前 3~5 天开始，每日 1 次，连续 5 天，一个月经周期为一疗程，连续 3 个疗程。③附子饼灸：将附子研细，制为饼状，放置于患者疼痛部位，如腹部、腰骶部等，取艾绒如蚕豆或枣核大小，放在附子饼上，点燃艾绒施灸。每穴灸 3~5 壮，每次约 10~30 分钟，自经前 3~5 天开始，每日 1 次，连续 5 天，一个月经周期为一疗程，连续 3 个疗程。④中成药药酊灸：取云南白药酊，或麝香风湿油，或正红花油适量，用棉签蘸药液外搽患者疼痛部位。再取关元穴、肚脐处，用点燃的艾条在搽药部位施行温和灸，当患者感到艾条热度向皮肤深处灌注或出现灸感感传时，疼痛可逐渐缓解。自经前 3~5 天开始，每日 1 次，每次约 10~30 分钟，连续 5 天，一个月经周期为一疗程，连续 3 个疗程。

（4）按摩推拿：经前常提前按摩关元、太冲、气海和三阴交、阴陵泉等穴。

62 内异症疼痛治疗——内异症痛经发作时的常用止痛药物有哪些注意事项？

常用治疗痛经的药物为非甾体类抗炎药，这类药物同时具有解热镇痛及抗炎作用。布洛芬为前列腺素合成酶抑制剂，口服，200mg，每日 3 次，12 岁以上儿童及成年人一次 0.2g。若持续疼痛或发热，可间隔 4~6 小时重复用药 1 次，24 小时不超过 4 次。用于缓解轻至中度疼痛，包括头痛、关节痛、偏头痛、牙痛、肌肉痛、神经痛、痛经。也用于普通感冒或流行性感冒引起的发热。禁用于对其他非甾体类抗炎药过敏者、孕妇及哺乳期妇女、对阿司匹林过敏的哮喘患者禁用。

本品为对症治疗药，不宜长期或大量使用，用于止痛不得超过 5 天，用于解热不得超过 3 天，如症状不缓解，请咨询医师或药师。服药期间不能同时服用其他含有解热镇痛作用的药品（如某些复方抗感冒药）。服用本品期间不得饮酒或含有酒精的饮料。60 岁以上、有支气管哮喘、肝肾功能不全、凝血机制或血小板功能障碍（如血友病）的患者慎用。有下列情况的患者，应在医师指导下使用：有消化性溃疡史、胃肠道出血、心功能不全、高血压。

双氟芬酸：一种衍生于苯乙酸类的非甾体类抗炎镇痛药，作用机制为抑制环氧化酶活性，从而阻断花生四烯酸转化前列腺素。同时，它也能间接抑制白三烯的合成。双氯芬酸是非甾体类抗炎药中作用较强的一种，它对前列腺素合成的抑制作用强于阿司匹林和吲哚美辛等。急性疼痛，口服，首次 50mg，以后 25～50mg，每 6～8 小时 1 次。交叉过敏：对阿司匹林或其他非甾体类抗炎药过敏者对本品可有交叉过敏反应，对阿司匹林过敏的哮喘患者，也可引起支气管痉挛。有肝肾功能损害或溃疡病史者慎用，用药期间应常规随访检查肝肾功能。本品通过胎盘动物实验对胎鼠有毒性，但不致畸。孕妇及哺乳期妇女禁用。14 岁以下儿童不推荐使用本品。本品可致或加重老年人胃肠道出血、胃溃疡和穿孔，应慎用。

63 内异症疼痛治疗——如何治疗子宫内膜异位症引起的性交痛？

性交痛通常是由于深部浸润型的子宫内膜异位引起，其病灶多位于盆腔后部，子宫骶骨韧带、子宫直肠陷凹、直肠、阴道后穹隆等，伴有严重盆腔粘连。

一般情况下，以手术治疗为首选，药物治疗作为辅助手段。手术治疗为腹腔镜手术，对于年轻又有生育要求的可行保守手术，切除病灶即可，保留子宫和双侧附件；对年龄大无生育要求的则行根治性手术，切除子宫和双侧附件。辅助的药物治疗，可选用非甾体类抗炎止痛药（如布洛芬、凯扶兰、消炎痛栓等）、口服避孕药（妈富隆、达因-35、优思明等）、高效孕激素（左旋炔诺酮）、雄激素衍生物（内美通）或促性腺激素释放激素激动剂（GnRH-a-达菲林、抑那通等）治疗。在药物治疗过程中，患者一定要在手术医生的指导下用药，并按时定期随诊复查，以便监测病情是否复发等。

另外，中医通常认为性交痛是由于肝肾阴虚，气滞血瘀所致。可中药补肾疏肝，口服活血止痛的中药，中成药可用加味逍遥散合少腹逐瘀颗粒服用；也可针灸、推拿按摩，三阴交、曲骨穴等为针、灸或按摩常用的穴位，可治疗子宫内膜异位症引起的性交痛。

64 内异症疼痛治疗——如何治疗子宫内膜异位症引起的排卵痛？

排卵痛与子宫内膜异位症巧克力囊肿或盆腔粘连有一定的关系，在治疗前充分评估患者的情况，根据症状、检查以及 B 超等，结合患者年龄生育情况等，可选择手术或者药物治疗，如果仅仅需要缓解疼痛，可采用药物治疗，参考痛经药物治疗的选择；如果伴随有盆腔包块，则应选择手术治疗，配合药物辅助治疗，可参看子宫内膜异位囊肿的治疗。

排卵痛中医一般认为属于湿热瘀阻型，平素可选用二妙丸配合少腹逐瘀颗粒中成药服用，也可在排卵期服用活血化瘀止痛中药如三七粉、龙血竭颗粒、散结镇痛胶囊等。上述治疗痛经的穴位敷贴、针灸、推拿等方法也适用于排卵痛。

 内异症疼痛治疗——手术能治疗子宫内膜异位症引起的疼痛吗？

子宫内膜异位症对部分经多次药物治疗无效的顽固性痛经患者还可试采取以下两种手术方案缓解疼痛：①宫骶神经切除术（laparoscopic uterine nerve ablation，LUNA），即切断多数子宫神经穿过的宫骶韧带，将宫骶韧带与宫颈相接处 1.5～2.0cm 的相邻区域切除或激光破坏；②骶前神经切除术（presacral neurectomy，PSN），即在下腹神经丛水平切断子宫的交感神经支配。但手术近期疼痛缓解率较好，一般 1～2 年内疼痛缓解很明显，但远期复发率高达 50%。因此，手术不应作为治疗子宫内膜异位症痛经的首选方法。

 内异症不孕治疗——如何治疗子宫内膜异位症引起的不孕？

对于长期不孕的患者应先行全面系统的检查，在排除其他常见原因导致的不孕后，进行子宫内膜异位症不孕的治疗。一般情况下，药物治疗对子宫内膜异位症不孕患者的帮助不是很大，并且多数药物都是抑制卵巢功能，抑制排卵的，腹腔镜手术可以提高患者术后的妊娠率，但因其本身病变程度的不同，术后并不能保证每位患者成功怀孕。

手术治疗主要是在腹腔镜下行保留生育功能的保守性手术，手术尽可能切除所有可见的异位内膜病灶，同时分离盆腔粘连、恢复解剖，改善盆腔内环境，促进生育。一般术后半年内应尽快怀孕，若怀孕失败应积极采用辅助生殖技术，也就是俗称的"试管婴儿技术"，其中包括了如超促排卵、人工授精及体外受精-胚胎移植等助孕。手术前后一定要全面权衡夫妻双方的情况，谨慎地选择手术前用药、手术方案方法、手术后用药、何时采取必要的助孕措施，等等。

总而言之，子宫内膜异位症导致不孕的患者，必须积极抓住术后怀孕的最佳时机，积极配合医生的指导，以免错过最佳时机。

中医治疗子宫内膜异位症引起的不孕可以参考上述西医选择的相应方法，进行辨证论治，辅以针灸、推拿、按摩等积极疗法，促进怀孕。

67 内异症不孕治疗——如何更客观评价内异症不孕及据此选择合适的治疗方法？

子宫内膜异位症合并不孕患者术后处理复杂且尚有争议，由于疾病的表现形态不同，反映其伴随的相关病变不同，因而其治疗结局也就不同。处理此类患者必须注意：①需对手术过程客观地进行记录并行手术分期（r-AFS）评分，充分评估手术情况；②需对手术后影响不孕的因素进行评估。Adamson提出了通过计算将病史因素和外科因素相结合的子宫内膜异位症生育指数来估计手术后妊娠的可能性，病史因素包括年龄、不孕时间及妊娠次数，而外科因素则包括涉及输卵管及卵巢的最小功能评分、AFS 内异症评分及 AFS 总评分。对于其他因素如排卵功能障碍、男方因素等所致不孕者，辅助生殖技术可能更有利。

（1）对轻度内异症合并不孕，手术是否有必要？目前认为手术者较期待治疗者妊娠率高，平均受孕率高 6%～8%。因此多认为，即使为轻度子宫内膜异位症合并不孕，也应及时手术。

（2）子宫内膜异位症合并不孕，何种治疗方法为佳？目前认为，手术对妊娠的疗效优于药物治疗，而各种药物作用对妊娠率并无差异。在卵巢子宫内膜异位症手术中，术中注意尽量保护好卵巢及其血液供应，有需要者可同时术中行输卵管整形通液或联合宫腔镜检查，尽量矫治不利生育的因素。手术后用卵巢功能抑制药物并未增加妊娠率。

68 内异症不孕治疗——如何选择应用促排卵药？

子宫内膜异位症性不孕手术后往往需要抓住黄金时期运用促排卵药提高妊娠率。在子宫内膜异位症手术治疗后采用控制性促排卵方法可提高受孕率，手术后是否应及时应用此方法，以往观点与目前观点不同。以往观点认为：在促排卵的同时会增加疾病的复发。而目前观点认为内异症手术后的 6 个月为妊娠的黄金时间，在这一时期中，解剖结构经手术恢复正常、术后粘连尚未形成，体内因疾病而造成的内环境紊乱纠正，故应抓紧这最佳时间，及时应用促排卵药物提高受孕率。

文献报道，手术后应用促排卵治疗，每个周期的受孕率为 5%～18%，而对照组仅为 2%～4%。目前大多数观点认为：术后控制性促排卵和其他生殖辅助技术（试管婴儿等）联合应用比手术后期待疗法者受孕率高 4 倍，而加用 GnRHa +人工授精治疗者妊娠率可提高 6 倍。

在促排卵的同时，应视情况联合应用辅助治疗，包括黄体期应用孕激素以支持内膜、甲状腺低下患者加用甲状腺素、低剂量的阿司匹林增加种植能力、地塞米松降低雄激素水平、芳香化酶抑制剂阻断雌激素生成，包括中药、针灸等的应用以提高免疫力，促进生育等。已有许多文献报道其益处，然而，目前对于这些药物在内异症不孕治疗中的具体作用仍不清楚，因此在临床实践中，应个体化用药。

69 内异症包块治疗——怎样治疗卵巢子宫内膜异位囊肿？

一般对于直径在 5cm 以下的卵巢子宫内膜异位囊肿，可采用期待疗法或者口服一些具有活血化瘀、软坚散结作用的中药，如桂枝茯苓丸、散结镇痛胶囊、消瘰丸，等等。定期监测囊肿变化以及 CA125 等指标的变化。对于直径在 5cm 以上的囊肿，尤其是有生育愿望的患者，应尽早行卵巢异位囊肿剥除术，手术治疗之前最好配合 6 个月的达那唑、孕三烯酮-内美通或者 GnRH-a-达菲林、抑那通等，可使手术后的复发率降到最低；手术治疗后配合药物治疗也至少需要 3 个月，药物术后运用可消除残余病灶，降低复发。

当然较大的或者手术后迅速复发的巧克力囊肿也可行囊肿的穿刺术。

70 常用的子宫内膜异位症的治疗方法和手段有哪些？

现在子宫内膜异位症的主要治疗方法是药物治疗和手术治疗，药物治疗又可以选择激素类的各种西药（假孕、假绝经疗法）或中药治疗。治疗方法的选择应结合患者的年龄、症状、病变部位、范围、生育要求、患者对药物的耐受性及主观意愿等因素进行选择，因人而异。对症状轻微或无症状的患者可行观察（也称"期待疗法"）或行中药治疗；对症状轻但有生育要求的患者先行激素类药物治疗，无效则行腹腔镜保守性手术治疗；对年轻而无生育要求的重度患者，或要求保留内分泌功能的重度患者可行半根治性手术，切除子宫和病灶、保留卵巢；对于年龄大、无生育要求且病变严重的患者可行根治性手术，切除全子宫和双附件以及肉眼可见的全部病灶。此外，介入治疗也是子宫内膜异位症的一种选择手段。

 71 激素类药物治疗子宫内膜异位症的效果怎样？

常用治疗子宫内膜异位症药物多数为激素类的药物，一般来说，根据药物作用机制分两大类，一类是激素药物统称为假孕疗法药物，原理是连续用大剂量的高效孕激素，抑制垂体促性腺激素的分泌，造成体内低雌激素的状态，使子宫内膜和异位内膜变化为怀孕时的蜕膜化状态，内膜萎缩，出现闭经；或者采用口服避孕药，长期使用也是直接作用于子宫内膜和异位内膜，同样引起内膜萎缩和经量减少，形成类似妊娠时的人工闭经，这两种方法都称为假孕疗法。

药物可选用醋酸甲羟孕酮、炔诺酮、口服避孕药如妈富隆、达因-35、优思明等；服药时间均为 3～6 个月，甚至更长，可缓解症状达 60%～100%，但使用过程中会出现激素不稳定的突破性出血（发生率 30%～40%），需要及时调整药量，也或可见头晕、恶心，乳房胀痛，阴道排液，体重增加，肝肾功能轻度异常等。其中选择避孕药的优势是停药后可迅速恢复排卵，生育能力迅速恢复。

另一类是激素类药物统称为假绝经疗法药物，原理是运用阻断促性腺激素释放激素的合成和释放，直接抑制卵巢雌孕激素的合成，使子宫内膜萎缩，导致患者短暂闭经。

药物选用达那唑或孕三烯酮（内美通），一般用 6 个月，达那唑的闭经率达 53.4% 以上，子宫内膜异位症缓解率为 43%～94%，停药 4～6 周后恢复排卵。不良反应有体重增加、痤疮、急躁潮热、食欲增加、水中、头痛、皮肤油脂增多等，肝功能一过性的转氨酶升高，停药后可恢复。内美通治疗 6 个月，95%～100% 痛经缓解，复发率也在这几种药物中较低，停药一年复发率为 12%～17%，不良反应同达那唑，但发生率较低。

此外，最为常用的一类药物，也是公认最为有效的药物为促性腺激素释放激素激动剂（GnRH-α），原理是通过占据垂体的 GnRH 受体，通过使垂体 FSH 和 LH 分泌先上升后下降，卵巢雌、孕激素减少，卵泡不发育，血清 E_2 浓度达到绝经期水平，使病灶缩小萎缩甚至消失，一般每月 1 针，使用 4～6 针，闭经率 100%，痛经缓解 99%，盆腔疼痛缓解 55%，症状改善率 85%～90%，接受试管婴儿前用 GnRH-α 治疗 6 个月，妊娠率明显提高，胚胎质量评分更佳。

不良反应主要是绝经期低刺激素症状，包括潮热出汗、失眠、心烦；骨关节疼痛；阴道分泌物减少，性交不快，乳房萎缩；心悸、脱发，等等。必要时可给予少量雌激素补充，应在医生指导下使用。

72 可以完全用药物治疗子宫内膜异位症吗？

症状较轻的子宫内膜异位症患者可用药物进行治疗，中、重度的药物治疗很难达到根治，效果相对不好，停药后还有可能复发。性激素类药物，如避孕药、孕激素、达那唑、孕三烯酮等可以抑制卵巢功能，使子宫内膜异位症病灶组织萎缩。用药时间通常需 3~6 个月，多数药物副作用较明显，患者会出现潮热、多汗、阴道干燥、性欲减退等症状，还会有痤疮、多毛、体重增加等表现。停药后很有可能复发。

由于用药时间长，副作用大，所以一定要在医生的指导下服药，包括确定药物服用剂量、药物剂量的时间和数量、每天减少药量、出现副作用的解决办法等。

 内异症药物治疗——雄激素类衍生物的服用方法及注意事项？

此类药物丹那唑通过抑制下丘脑-垂体-卵巢轴功能降低激素合成。孕三烯酮则有抗雌激素及孕激素作用，能缓解痛经，促进病灶萎缩。常用雄激素类衍生物：达那唑、孕三烯酮（内美通）。达那唑又名丹那唑，是 17α 乙炔睾酮的衍生物，因此具有一定的雄激素作用。自月经期第 1~3 天内开始服用，每天 2~3 次，每次 200mg，连续服用 3 个月为 1 个疗程，可以服用 2 个疗程，总量每天不超过 800mg。

有报道称达那唑与他莫昔芬同时服用，可以减少达那唑用量，并减轻达那唑的副作用。另外本品可以从阴道给药，可使局部较快的达到较高浓度，止痛与消结节效果较好，并可避免胃肠道的反应。常见不良反应有肝功能影响、雄激素作用、更年期症状，等等，用药期间应每月复诊并检查肝功能，对肝功能轻度升高者可加服联苯双酯继续用药，偶尔有肝功能过高者，宜及时停药并给予保肝治疗，一般停药 2~4 周后肝功能恢复。内美通（Gestrinone）化学名三烯高诺酮，国产者药物名为孕三烯酮。内美通为非饱和的 19-去甲睾酮的衍生物，自月经期第 1~3 天内开始服用，每次 2.5mg，每周 2 次，连服半年，最大用量为每周 10mg。其不良反应发生率和达那唑相似，但程度较轻。

内异症药物治疗——孕激素类药物的服用方法及注意事项？

应用孕激素使子宫内膜包括异位子宫内膜蜕膜化，继而萎缩坏死，这种方法称为假孕疗法。常用孕激素类药物有：炔诺酮（妇康片）、甲地孕酮（妇宁片）和安宫黄体酮等。一般自月经期第 1~5 天开始服用，每次剂量在 5~10mg 之间，一次顿服，以闭经为准，可适当调整药量，疗程一般为半年。此外还有以下孕激素：甲羟孕酮 30mg/d，或醋酸甲地孕酮 40mg/d，或醋酸炔诺酮 5mg/d，连续服用 6 个月；醋酸甲羟孕酮避孕针每个月 150 毫克/支，肌注，或羟孕酮每 2 周 250mg，肌注，连用 6 个月。

炔诺酮不良反应类似达那唑，有时还有恶心、呕吐等消化道症状。甲地孕酮和安宫黄体酮的雄激素不良反应较轻。用药期间应定期检查肝功能。因为孕激素会刺激子宫肌瘤长大，故有子宫肌瘤者慎用。

内异症药物治疗——GnRH-a 类药物的使用方法及注意事项？

GnRH-a 类药物是一种人工合成的促性腺激素释放激素激动剂。通过抑制异位子宫内膜细胞增生，促进其凋亡、抑制血管内皮生长因子（VEGF）的表达。目前常用的 GnRH-a 类药物有：戈舍瑞林（Goserelin 诺雷德）、亮丙瑞林（Leuprorelin 抑那通）、曲普瑞林（Tryptorelin 达必佳）、醋酸曲普瑞林（Triptorelin Acetate 达菲林），等等。一般自月经期第 1~5 天开始注射，每 4 周一针，共用 6 针。

用药后两周内可因短暂血雌激素水平上升引起一过性疼痛加重和乳房胀痛（Flare-up Effect，即点火效应）。雄激素作用如痤疮、多毛和声音变化等少见。用药后患者多从第 2 个月开始闭经，可有少量淋漓出血。对血脂和肝功能一般无影响。长期用药可引起骨钙丢失，停药后可逐步恢复。用药期间不宜怀孕，有生育要求者应于停药后月经正式恢复后试行妊娠。针对 GnRH-a 使用后的低雌激素症状和骨钙丢失，现主张在使用 GnRH-a 药物期间加用小剂量雌孕激素即所谓的"反加疗法（add-back therapy）"，这样既可防止骨钙丢失，又减少了低雌激素的不良反应，同时不会降低对内异症的治疗效果。用药时机为使用 GnRH-a 药物的第 2 个月至停药后 1 个月。常用的反加疗法：每天加服倍美力 0.3 ~ 0.625mg 及安宫黄体酮 2 ~ 4mg，或每天加服利维爱 1.25~2.5mg。

 76 内异症药物治疗——避孕药的服用方法及注意事项？

避孕药是一种价廉不良反应少的方法，可减少月经量，减少经血逆流，病灶萎缩，症状缓解（60%~95%），但停药后多数容易复发。常用短效复方避孕药：复方地索高诺酮（妈富隆）。自月经期第 1~5 天开始服用，每次 1~2 片，连服半年。有些患者出现恶心、呕吐、头痛、头晕、体重增加和情绪波动等，通常在几个月后消失。对血脂代谢可能有不良影响。另外，避孕药中的雌、孕激素会刺激子宫肌瘤长大，有子宫肌瘤者慎用。

77 内异症药物治疗——其他的西药服用方法及注意事项？

治疗内异症其他药物：米非司酮商品名息隐。作为孕激素受体拮抗剂，影响下丘脑-垂体-卵巢轴，通过抑制排卵降低体内雌、孕激素水平并对抗孕激素的作用，从而抑制异位子宫内膜的生长。每天口服12.5~25mg，连服3~6个月。

部分患者服用米非司酮有轻度潮热、出汗、小关节疼痛和下腹疼痛等。长期用药时子宫内膜处于单纯雌激素刺激而无孕激素拮抗状态，可能引发子宫内膜病变。短期使用可缓解症状，但长期应用尚有争议。

78 内异症治疗的新选择——曼月乐是一种避孕环吗？

曼月乐环又称左炔诺孕酮宫内缓释系统（LNG-IUS），它有一个很小的高科技孕酮缓释系统，保证放置在子宫腔内后的五年左右，可以每天向局部恒定释放 $20\mu g/d$ 的孕酮，使宫颈、宫腔内环境及卵巢都处于不适宜受孕的状况，从而得到可靠的避孕效果，同时因为卵巢处于休眠状况，患者不排卵，子宫内膜萎缩变薄，脱膜化，还能起到减少经血血量，缩短经期出血时间，缓解痛经的效用。

因为曼月乐本身是一个很好的带药缓释避孕环，除避孕外，非常适用于不适宜生育的中、重度子宫内膜异位症患者术后，也非常适用于无生育愿望的子宫腺肌病患者，对子宫腺肌病患者即减少了月经量，改善贫血，又解决了痛经，可谓一举两得。但是曼月乐的使用期间会有点滴出血，偏头痛、血压升高等，发现上述症状需要及时告知医生，积极观察和处理。

79 内异症治疗的新选择——曼月乐的作用机制?

左炔诺孕酮宫内缓释系统（LNG-IUS，曼月乐），1976年由芬兰的Luukkainen教授发明，于1990年在欧洲注册上市，并于2000年在中国上市。同年，曼月乐通过FDA批准，在美国上市。目前在世界上有100多个国家和地区批准将其用于避孕，是有效的避孕措施之一。其主要组成是1个T形骨架，主干是释放药物的圆柱形储药筒，内含52mg左炔诺孕酮（LNG），每24小时释放20μg LNG。

曼月乐通过缓释孕激素，使得子宫颈黏液变得浓稠，使精子难以通过，进而使卵子无法受精。精子在子宫和输卵管中的正常活动受到抑制。改变了子宫和输卵管的内环境，使精子无法与卵子会合。每月子宫内膜的增生会大大减少，另外，经血量也会减少，经期缩短。从而起到避孕、减轻经期不适，尤其是痛经，减少经量的作用。

随着曼月乐在临床的广泛应用，其非避孕益处越来越引起临床医生的关注，曼月乐对一些引起异常子宫出血（AUB）的妇科疾病防治效果非常好，如子宫内膜增生、子宫肌瘤、子宫腺肌病、子宫内膜息肉等。对于子宫腺肌病引起的月经过多，放置 LNG-IUS 与行子宫切除术治疗相比，在第 1 年内对血红蛋白含量的提高作用相当，提高患者生活质量。

最近的研究表明，促性腺激素释放激素激动剂（GnRHa）联合 LNG-IUS 治疗子宫明显增大的子宫腺肌病有效，可以减少 LNG-IUS 的脱落率，缓解痛经，减少经量，避免手术，减少治疗费用。因单用 GnRHa 患者易出现低雌激素症状，停用 GnRHa 后子宫腺肌病复发。

有研究：比较子宫腺肌病患者放置 LNG-IUS 前后的子宫大小、月经量及痛经情况，发现视觉模拟评分法（VAS）和月经失血图评分在放置 LNG-IUS6 个月后和 36 个月后显著下降，子宫体积在放置 12 个月后和 24 个月后都有明显减小，故推测 LNG-IUS 对子宫大小的作用在放置后第 1、第 2 年作用显著，第 3 年作用减弱。

80 内异症治疗的新选择——曼月乐的不良反应总体来说是什么样的？

曼月乐因为含有左炔诺孕酮（LNG），因 LNG 在体内代谢缓释效果不同，通常不良反应在放置后的前几个月内较为常见，并随使用时间的延长而逐渐减少。

常见的不良反应为 10% 以上的使用者出现子宫或阴道出血（包括点滴出血）时间延长，月经量过少，闭经和良性卵巢囊肿。但育龄妇女在使用的前 6 个月内，每月点滴出血的平均天数会逐渐从 9 天减少到 4 天。在使用的前 3 个月内，有出血时间延长超过 8 天的妇女的百分率从 20% 降到 3%。在使用第一年，17% 的妇女出现至少 3 个月的闭经。良性卵巢囊肿的发生率因诊断方法不同而异，使用左炔诺孕酮宫内节育系统的受试者中约 12% 被诊断出卵泡增大，但多无症状并在 3 个月内消失。如果有放置本系统的妇女发生带器妊娠，发生异位妊娠的风险相对会增加。因此，在放置的 3 个月到半年内，密切观察不良反应，如果是点滴出血则可对症采用中药处理，如果逐渐适应后可连续使用 5 年后再取出。

 内异症的新选择——曼月乐在什么情况下要取出？

一些近期的流行病学研究表明，使用单一孕激素避孕药的妇女中，静脉血栓栓塞的危险有轻度增加，但是没有统计学意义。

然而，如果出现血栓形成的症状或体征，应立即采取恰当的诊断和治疗措施。静脉或动脉血栓形成的症状包括：单侧腿痛及（或）肿胀；突发的严重胸痛，不论其是否向左臂放射；突发的气短；突发的咳嗽；任何异常、严重、持久的头痛；突发部分或全部视力丧失；复视；语言含糊不清或失语；眩晕；伴或不伴局部抽搐的虚脱；突然影响身体一侧或一部分的虚弱感或非常明显的麻木；运动障碍；急腹症。提示有视网膜血栓形成的症状或体征有：无法解释的部分或全部视力丧失，发生眼突出或复视，视乳头水肿，或视网膜血管病变。关于静脉曲张与浅表性血栓性静脉炎在静脉血栓栓塞中的可能作用尚无定论。

因此，曼月乐（左炔诺孕酮宫内节育系统）的使用应向妇科专家咨询后再使用，如存在下列任何一种情况存在或使用期间首次出现，应考虑取出曼月乐：

（1）偏头痛、局灶性偏头痛伴有不对称的视力丧失或提示有暂时性脑缺血的其他症状。

（2）特别严重的头痛。

（3）黄疸。

（4）血压明显增高。

（5）严重的动脉性疾病，如卒中或心肌梗死

（6）肯定或可疑的性激素依赖性肿瘤。

子宫内膜异位症的介入治疗适用于什么情况？

  子宫内膜异位症的介入治疗是指在超声波引导下，将卵巢子宫内膜异位囊肿抽吸后注入硬化剂，一般是99.9%的乙醇注入治疗的一种简单、有效且安全的方法。对不愿意选择手术治疗或者手术治疗后复发的子宫内膜异位症囊肿的患者可作为一种主要的选择治疗方法。

  本方法不需要特殊设备，创伤小，恢复快，效果好，可避免手术后的卵巢功能损伤或手术时囊壁破裂导致子宫内膜异位症播种扩散，费用小，痛苦少，适用于条件不好的患者。

  一般情况下，本方法的并发症仅为0.05%，疗效和手术相当。但是也需要注意这种治疗也有一定风险，例如术中误穿肠管或乙醇漏出腹腔，发生剧烈腹痛，需要开腹手术修补肠管。

子宫内膜异位症手术治疗效果怎样？

  如果子宫内膜异位症患者同时有疼痛、不孕、盆腔包块的问题，

一定首选手术治疗。手术可以有以下优点：

（1）直视下，明确病灶性质和范围。

（2）腹腔镜手术治疗效果可靠，时间短，可早期诊断和早期治疗。

（3）年轻不育患者越早手术越受益。

手术方法有保留生育功能的保守性手术、保留卵巢功能的半根治手术及切除全子宫、双附件、盆腔肉眼可见病灶的根治性手术三种。不育患者行保守性手术的妊娠率与病情轻、中、重病变的结果分别是75%、50%~60%、30%~40%。半根治手术复发率低于保守性手术，术后1年疼痛缓解率为83%~97%。根治性手术效果彻底，但更年期综合征发生率较多，必要时需要激素积极补充替代以预防骨质疏松等。

84 怎样选择不同的治疗方法治疗子宫内膜异位症？

子宫内膜异位症治疗目的有以下几个方面：①控制或缓解疼痛；②解决生育问题；③去除盆腔包块。

不同的患者治疗目的不同，具体措施如何，或手术，或药物，或手术+药物等，需要非常个体化的评估。因为患者的病情复杂多样，需要解决的问题不能一概而论，所以，需根据个体情况而定。一般来说，疼痛可药物保守治疗；疼痛+不孕，行手术后药物辅助或生育辅助措施；疼痛+包块，行药物-手术-药物；疼痛+包块+不孕，行药物后手术或再药物，积极采用辅助生殖技术帮助怀孕（试管婴儿技术）。

当然，还要结合患者的经济条件决定：避孕药、中药最便宜；内美通、丹那唑其次；GnRH-a较贵（每针1500~2000元左右，一般3~6针）；手术费用一般5000~10000元；辅助生殖技术4万~6万元左右。

各种治疗子宫内膜异位症药物的不良反应有哪些？

药物治疗子宫内膜异位症主要有口服避孕药、高效孕激素、雄激素衍生物或促性腺激素释放激素激动剂（GnRH-a）四大类西药，因其各自作用机制的不同，会出现一些相关的不良反应。口服避孕药治疗的患者可出现恶心或肝功能异常等不良反应；高效孕激素治疗的患者可有阴道不规则出血、恶心、轻度抑郁、水钠潴留、体重增加、乳房胀痛、肝功能异常等不良反应；雄激素衍生物治疗的患者主要会出现类雄激素样的男性化表现，如多毛、痤疮、声音变粗、皮脂增加、乳房缩小等，也会出现恶心、头痛、体重增加、肝功能异常等不良反应；促性腺激素释放激素激动剂（GnRH-a）治疗的患者主要不良反应是低雌激素状态，也就是类似更年期的症状，如潮热、出汗、失眠、情绪波动、阴道干燥、性欲减退和骨质疏松等不适。

 外科手术治疗会有并发症吗？

外科手术治疗子宫内膜异位症，尤其是腹腔镜的手术治疗，既是诊断子宫内膜异位症的金标准，对不孕、盆腔包块（如巧克力囊肿）、疼痛经药物治疗无效的患者来说，也是一个最好的治疗途径。但手术治疗子宫内膜异位症也存在一定风险和后遗症。例如，手术中对周围器官的损伤，输尿管损伤、肠道损伤较为常见，保留生育功能的半保守手术损伤卵巢，引起卵巢功能衰退等；近期手术后可有腹腔出血，发热或直肠刺激而引起腹痛、腹泻，或者肠功能恢复延迟，肠粘连造成的排便困难等并发症和症状；远期的并发症：研究发现部分根治性手术可致女性更年期提前等。

所以，手术前，仔细评估每个个体的具体情况，手术中充分估计手术操作难度，手术后仔细地护理、及时用药等都是很重要的预防并发症的方法。

 心理治疗子宫内膜异位症重要吗？

现代医学的模式逐渐转移为：生物-心理-社会的整合，子宫内膜异位症也不例外，国内外的研究都表明，子宫内膜异位症患者的痛经、盆腔疼痛、性交痛、不孕都会使子宫内膜异位症患者存在不同程度的焦虑、恐惧、自责、抑郁、愤怒等不良情绪和心理状态，对患者的日常工作和社交生活都有不同程度的影响，对健康的总体质量影响较大。国内外的研究都表明，无论药物和手术的治疗对生活质量的改善都是有裨益的。心理治疗作为一个有益的补充治疗，对子宫内膜异位症的患者康复也有一定的积极意义。

 子宫内膜异位症患者的家人应该如何配合治疗？

子宫内膜异位症患者的痛经、盆腔疼痛、性交痛、不孕都会使子宫内膜异位症患者存在程度不同的焦虑、恐惧、自责、抑郁、愤怒等不良情绪和心理状态，这时候，如果家人能积极地配合，充分理解患者的情绪和心理，并积极了解患者病情和各种不良反应，帮助患者进行积极治疗，能更有利于患者的康复。如丈夫积极配合——患者行手术治疗后，及时在术后半年内尽快怀孕，对患者疾病复发的预防有非常积极的意义。

国外的实践表明，以家庭为单位的互助组织帮助子宫内膜异位症的患者确实能有利于患者理智选择治疗方法和配合治疗，对疾病的恢复非常有帮助。

中医治疗内异症——中医能治疗子宫内膜异位症吗？

中医自古以来就认识到女性的痛经、下腹疼痛、不孕等疾病是由于饮食不节、生活起居不慎、贪凉、房劳多产等过度消耗人体的正气等，造成女性体内寒凝、肾虚、气血不足、瘀血、痰湿停滞等病机，从而出现上述疼痛、不孕、盆腔包块（中医称为"癥瘕"）等情况。

那么针对性的治疗措施也很多，传统的中药汤剂的口服，针灸、推拿以及一些外治法，如灌肠疗法、敷贴疗法等都可有效的缓解痛经、缓解内异症妇女的下腹疼痛，并可在一定程度上缩小包块、解决不孕等一系列问题。

近现代的中医文献也有大量的报道显示中医药治疗子宫内膜异位症，并且从中医的立法处方和机制上都进行了很深入的研究，如中医药的干预对微循环、对一些子宫内膜异位症相关的因子的表达干预，如对前列腺素等都有调节，充分表明中医药对子宫内膜异位症的治疗是有效的。

90 中医治疗内异症——在什么时机选择中医药的疗法?

子宫内膜异位症关系到生育妇女的健康和生活质量,是令医患双方都很纠结的多变数问题,它是由一组症候群组成,不是一个简单的炎症或者免疫性疾病,而是一种不死的、进展的、浸润的"肿瘤"。因此,治疗非常的个体化和时间化,需要根据不同的症状、年龄、生育需求等来帮助患者抉择手术、西药、中药的治疗方法。

实际上,当子宫内膜异位症的患者比较年轻,暂时未有生育打算,或者患者接近绝经期,总体症状较轻,盆腔包块不大,不适宜手术,或者手术后复发的巧克力囊肿也不宜再次手术等情况下,都可以选择中医药的治疗方法。另外,子宫内膜异位症或者子宫腺肌病患者在痛经、排卵痛、排便痛等症状发作时选择中药口服、针灸推拿按摩、敷贴膏药等办法缓解疼痛都是非常安全和有效的。

91 中医治疗内异症——中医通常采用什么方法治疗子宫内膜异位症?

中医药的治疗方法主要以中药口服为最常见和最多,具体的治疗需要根据每个患者的情况进行"辨证",根据辨证的情况选择不同的治疗方法,中医的辨证需要参看患者的症状、面色、舌苔、脉象变化进行"望闻问切""四诊合参"才可准确辨证,治疗根据辨证为肾虚血瘀、气虚血瘀、痰湿血瘀等不同,可有补肾活血、益气养血活血、化痰散瘀等不同，处方也根据每个人的具体情况也不同加减。需要中医医师来实施辨证和处方。当然，中医药疗法还有针灸推拿、外敷、灌肠等。针灸推拿对痛经的缓解有非常明显的疗效；灌肠方法对性交痛等疗效不错；外敷同样可缓解盆腔疼痛。

 中医治疗内异症——中医的辨证施治如何实行对子宫内膜异位症的治疗？

中医的辨证需要参看患者的症状、面色、舌苔、脉象变化进行"望闻问切""四诊合参"才可准确辨证，子宫内膜异位症常见的辨证为寒凝湿滞、肾虚血瘀、气虚血瘀、痰湿血瘀等不同。

寒凝湿滞可见经行小腹冷痛拒按，得热痛减，经量少色暗淡，舌淡白或淡紫，脉沉紧，可用温经散寒、化瘀止痛中药；肾虚血瘀可见到痛经，同时面色晦暗、腰骶部酸痛、性交痛、不孕，舌暗，脉细弦，可用补肾活血、化瘀止痛中药；气虚血瘀可见到痛经，经后也伴有下腹部疼痛，面色苍白，疲乏无力，失眠，不孕，舌淡暗，脉沉细，可益气养血活血中药；痰湿血瘀可见到盆腔包块（巧克力囊肿），体型偏胖，大便黏滞，舌苔白腻，脉沉濡细，可用化痰散瘀中药。但具体的处方也要根据每个人的具体情况也不同加减。需要有一定经验的中医师来实施辨证和处方。

93 中医治疗内异症——中医常用的治疗子宫内膜异位症的中药方有哪些？

可在中医辨证的基础上选用汤药加减调理，常见的中医辨证如下：

（1）肾虚血瘀型：症见排卵期后小腹疼痛以灼痛或刀割样疼痛为主，经前加重或伴头晕、耳鸣、腰膝酸软等，舌质红尖略赤，舌边有瘀点，苔薄白，脉细弱。治宜滋肾养血，活血化瘀止痛。六味地黄汤合血府逐瘀汤加减：生地黄15g，熟地黄15g，泽泻12g，山茱萸15g，茯苓20g，牡丹皮12g，桃仁12g，红花12 g，赤芍15g，川芎15g，牛膝20g，柴胡12g，枳壳12g，甘草6g，当归12g，桂枝12g，三棱12g，莪术12g，延胡索20g。水煎分2次口服，每服100 ml，早晚各1次。

（2）气血虚弱型：症见经行提前或错后，或经期延长，量多、色淡、质清稀，神疲、肢软、乏力，头晕眼花，心悸怔忡，少寐多梦，面色萎黄无华，气短，食少便溏，小腹空坠，舌淡苔薄。治宜补气摄血。归肾丸合四君子汤加减：当归15g，熟地黄20g，枸杞子20g，山茱萸10g，山药20g，杜仲30g，菟丝子30g，茯苓12g，党参18g，白术12g，炙甘草6g，砂仁9g，木香10g，延胡索20g，丹参20g，牛膝15g。水煎分2次口服，每服100ml，早晚各1次。

（3）胞宫虚寒型：症见经期延后，经期量少色淡，质清稀，小腹冷痛、得热则减，或畏寒肢冷，面色苍白，舌淡少苔。治宜温经祛寒，补血益气，可服少腹逐瘀汤加减：小茴香9g，当归15g，肉桂6g，延胡索12g，五灵脂12g，蒲黄12g，干姜9g，没药15g，川芎12g，赤芍15g，香附12g，乌药12g，三棱、莪术各12g，丹参30g，半夏10g，桃仁12g。水煎分2次口服，每服100ml，早晚各1次。

（4）气滞血瘀型：症见月经延后，或经来量少，色紫黑、有血块，小腹胀痛拒按，或刺痛，血块排出后其痛减轻，舌质紫暗或有瘀点瘀斑。治宜活血化瘀，小腹胀甚而痛，胸胁胀痛，舌质暗，治宜理气活血，可服验方加减：丁香 9g，小茴香 12g，青皮 12g，川芎 12g，柴胡 12g，木香 12g，五灵脂 12g，枳壳 12g，三棱 12g，莪术 12g，川楝子 12g，延胡索 20g，蒲黄 12g，制乳香 12g，制没药 12g。水煎分 2 次口服，每服 100ml，早晚各 1 次。

此外，中医会根据患者是解决疼痛、包块和不孕的不同情况而有不同的药物加减，可请有经验的专科医生进行调理和调整，一般情况下，中药需要服用 3~6 个月，经期根据情况可服中药，也可不服用。

94 中医治疗内异症——中医常用的治疗子宫内膜异位症的中成药有哪些？

可在中医辨证的基础上选用中成药调理：

（1）肾虚血瘀型：症见排卵期后小腹疼痛以灼痛或刀割样疼痛为主，经前加重或伴头晕、耳鸣、腰膝酸软等，舌质红尖略赤，舌边有瘀点，苔薄白，脉细弱。治宜滋肾养血，活血化瘀止痛，可服用六味地黄丸、知柏地黄丸、左归丸等加上少腹逐瘀颗粒、元胡止痛片、龙血竭片等。

（2）气血虚弱型：症见经行提前或错后，或经期延长，量多色淡质清稀，神疲肢软乏力，头晕眼花，心悸怔忡，少寐多梦，面色萎黄无华，气短，食少便溏，小腹空坠，舌淡苔薄。治宜补气摄血，可服补中益气丸、归脾丸、八珍益母丸、当归补血膏、八宝坤顺丸、十珍香附丸、宁坤至宝丹、加味益母草膏、妇科十味片等。

（3）胞宫虚寒型：症见经期延后，经期量少色淡，质清稀，小腹冷痛、得热则减，或畏寒肢冷，面色苍白，舌淡少苔。治宜温经祛寒，补血益气，可服妇科调经片、妇宁丸、十二温经丸、女金丹、女宝、艾附暖宫丸、调经丸、温经丸等。

（4）气滞血瘀型：症见月经延后，或经来量少，色紫黑、有血块，小腹胀痛拒按，或刺痛，血块排出后其痛减轻，舌质紫暗或有瘀点瘀斑。治宜活血化瘀，小腹胀甚而痛，胸胁胀痛，舌质暗，治宜理气活血，可服七制香附丸、妇宝冲剂、田七痛经散、妇科回生丹、妇科金丹、坤灵丸、鸡血藤膏、桂枝茯苓丸、益母丸、益母草膏、丹莪妇康煎膏、散结镇痛胶囊、通经甘露丸、少腹逐瘀颗粒等。

95 中医治疗内异症——听说中药可以灌肠治疗子宫内膜异位，这种方法会有效果吗？

中药灌肠通过黏膜吸收，其传输途径有三：其一，由直肠中静脉、下静脉和肛门静脉直接吸收入循环，占吸收药物的50%～70%。因不经过肝脏从而避免了肝脏的首过效应，提高血药浓度。其二，由直肠上静脉进入肝脏，代谢后再参与大循环。其三，直肠淋巴系统吸收部分药物。但因淋巴流量很低，故经其吸收的药量很少。三条途径均不经过胃和小肠，避免了酸、碱、消化酶对药物的影响和破坏作用，减轻药物对胃肠的刺激，因而可大大提高药物的生物利用度。

中药灌肠具有吸收快等外用药的优势，临床应用可收事半功倍之效。子宫内膜异位症病灶大多位于盆腔，中药灌肠药物经直肠吸收，不经过消化道，既减轻药物对消化道的刺激，又避开了消化酶的作用，提高了药物的生物利用率。药物经直肠吸收具有吸收快，直达病所的特点，在子宫内膜异位症的治疗中可收到事半功倍之效。大量临床研究表明，无论是单用中药灌肠，还是中药灌肠联合其他治法，均对子宫内膜异位症效果显著。

96　中医治疗内异症——中药灌肠方法是怎样做的？

中药灌肠法源于我国古代的"蜜煎导法"，是将药液注入直肠或乙状结肠内，药物经肠壁吸收进入体循环，从而发挥治疗作用的方法。可用于各种疾病的外治，如尿毒症、溃疡性结肠炎、盆腔炎、子宫内膜异位症等。具体操作：每日睡前排便后较好。先备以灌肠管，外面涂少量石蜡油，使之滑润，以便插入时不致对肛门及肠黏膜产生刺激或损伤；然后将灌肠管插入肛门，其插入深度则根据所患疾病及病变部位不同而定，一般 10～15 毫米之间；接着将已配制好的活血化瘀止痛的中药药液经灌肠管注入。温度掌握在 39℃ 左右，灌肠液的多少及保留时间的长短亦需根据病情而定。左侧卧位，子宫内膜异位症一般 100～200 毫升，保留 5～8 个小时。避开月经期进行。可连续 10～15 天为一个疗程。

97　中医治疗内异症——中医治疗子宫内膜异位症巧克力囊肿会使巧克力囊肿变小吗？

中医治疗子宫内膜异位症巧克力囊肿在一定程度上可缩小囊肿，控制其进展，稳定病情。

一般来说，中医适合治疗直径≤5cm 的巧克力囊肿，并且越小的巧克力囊肿，中药效果相对越好，治疗期间可采用口服中药配合灌肠的方法，一般需要 3 个月左右的治疗时间，在服药期间，注意复查 B 超，帮助判断疗效。对于>5cm 或以上的巧克力囊肿，根据患者的个体情况，多数情况下需要手术治疗。巧克力囊肿术后非常容易复发，此时积极寻求中西医的帮助，对于术后复发的巧克力囊肿的处理有积极的意义。

98 中医治疗内异症——中医治疗子宫内膜异位症引起的痛经和西药止痛药一样吗？怎么服药？

中医治疗子宫内膜异位症引起的痛经和西药止痛药是完全不一样的。

中医学认为子宫内膜异位症引起的痛经是因为瘀血阻滞冲任、胞宫，导致胞脉运行不畅，不通则痛，因此中医的治疗大法为活血化瘀止痛，同时根据疼痛主证的部位、性质、程度及伴随症状、舌脉，或活血理气止痛，或温经活血止痛，或补肾化瘀止痛，或清热活血止痛，或化瘀除痰止痛。总之，是根据疾病本身的特点及患者的自身情况结合中医的辨证，利用相关中草药的偏性来纠正患者体质及疾病本身的偏性，从而达到止痛的目的。

西药的止痛药一类主要是从疼痛的机制出发来止痛。研究发现痛经与女性月经时子宫内膜的前列腺素含量增高有关，因此可以用一些前列腺素合成酶抑制剂降低前列腺素的含量来止痛，如布洛芬、酮洛芬、萘普生、吲哚美辛等。另一大类主要是从子宫内膜异位症引发痛经的根本原因上来止痛，最常用的有口服避孕药、孕激素、促性腺激素释放激素激动剂、达那唑等，通过各个环节的干预使体内雌激素水平下降、异位内膜萎缩、吸收，从而达到止痛的目的。

西药或多或少都有一定的副反应，也需要根据患者的病变程度、生育要求、依从性及副反应耐受程度等选择用药，每种药物的使用周期都比较长，一般需要持续用药 6~9 个月。然而中草药在止痛方面就比西药有很大的优势，不仅止痛效果快、好，而且也不像西药有那么大的副反应。

中医治疗内异症——中医治疗子宫内膜异位症引起的各种疼痛治疗方法一样吗？

中医治疗子宫内膜异位症的各种疼痛方法基本一样，因为中医是从病机上认识疾病，经过辨证分型治疗疾病，中医学认为疼痛的发病机制无外乎不荣则痛和不通则痛，本病引起的疼痛，大多是因为瘀血阻滞，气血运行不畅，不通则痛；也有因为素体本就虚弱，气血不足，再加之本病瘀血日久阻滞胞宫、胞脉，旧血不除，新血不生，胞宫胞脉长期无气血滋养，不荣则痛。但无论哪种机制引发的疼痛，活血化瘀都是其治疗大法，然后再根据疼痛具体的部位、性质、程度、伴随症状及舌脉等综合分析，辨证施治。如对于痛经的患者辨别寒、热、虚、实，辨证活血止痛；对于排便痛、便血的患者在活血止痛治疗的基础上，可以加用一些活血止血和调理肠胃的中药；对于性交痛严重的患者在基本活血止痛治疗的基础上，可以加用一些血竭粉之类破血消癥的中药，并且可以加用辛散活血的中药灌肠，局部吸收，双管齐下，以期达到止痛的效果；对于长期慢性盆腔痛的患者，在具体辨证施治的同时，攻补兼施，以防长期口服活血化瘀类药物耗伤气血，气血无力运行又加重血瘀的形成。总之，中医治疗子宫内膜异位症引起的疼痛治疗大法基本一样，但也需要具体问题具体分析。

对于缓解疼痛非常有效的针灸、推拿、穴位贴敷等，也多数是在活血化瘀止痛的基础上来取穴，用针用灸，推拿按摩等。当然也需根据每个患者不同的体质和虚实寒热进行加减取穴或使用不同的手法等。

 中医治疗内异症——中医治疗子宫内膜异位症常用的活血的中药对怀孕有不良的影响吗？

一般情况下，中医治疗子宫内膜异位症常用的活血的中药对怀孕影响不大，服药期间怀孕是可以的，在发现怀孕后立即停药，积极随诊监测。在一定意义上，对于子宫内膜异位症的患者来说，活血的中药能够清除体内的瘀血，消除疾病发病的病理因素，对于机体气血运行、松解盆腔粘连、止痛、提高生活质量都是有很大帮助的；对于怀孕需要具备的身体因素、心理因素也是有利的。当然，一旦发现自己怀孕，就应该立即停药，积极保胎，毕竟子宫内膜异位症患者怀孕是很珍贵的。

 中医治疗内异症——服用治疗子宫内膜异位症的中药后多久才能怀孕？

服用中药治疗子宫内膜异位症的患者，一般情况下，绝大多数中药都是很安全的，如果本身是因为子宫内膜异位症不孕而寻求中医帮助，服用的中药，多数是补肾养血，化瘀散结一类的中药，药性都较为温和，一般不需要停药备孕，在服药期间也可以怀孕。如果在其他情况下，如巧克力囊肿手术后复发选择中医治疗，在治疗过程中怀孕，需要根据处方里选用的中药来酌情判断，多数情况下，对妊娠影响不大。但如果一些患者因为顽固性的疼痛且体质偏阳虚寒凝，使用了如乌头、附子、蜈蚣等具有一定毒性、活血消癥的中药，建议停药后月经来潮后再妊娠。

但是一般情况下，子宫内膜异位症患者多数会比较困难，因为怀孕本来就是一个很复杂的过程，而且每位患者的病变程度不一样，治疗过程也不一样，对结局的判断需要因人而异。

正常怀孕最基本的条件是要有一个好的卵子而且能顺利排出，还要有一个通畅且拾卵、运卵功能正常的输卵管，还要有一个子宫内膜容受性好且同步的子宫内环境。然而，子宫内膜异位症是最容易在盆腔异位的疾病，如果异位到卵巢会影响卵子的生成和排出，如果异位到输卵管会影响输卵管的功能，这些都是最基本的怀孕条件。因此，对于严重盆腔子宫内膜异位症、巧克力囊肿的患者怀孕起来就相当困难，而且即便是没有异位到卵巢、输卵管，异位到盆腔其他地方造成严重的盆腔粘连都会对怀孕产生很大的影响，有时需要手术治疗，方有可能怀孕。

因此，不管是哪种类型的患者，严重程度怎样，都需要长时间服药治疗，至少得坚持 6 个月。服用较长时间的中西药，都会有一定的风险，需要医生结合具体的用药情况来判定。

102 中医治疗内异症——服用治疗子宫内膜异位症的中药过程中，若发现怀孕了该怎么办？

服用治疗子宫内膜异位症的中药过程中发现怀孕时不必惊慌，立即停止服药，对于有生育要求且怀孕困难的患者应尽快去医院检测血清 HCG 及血清孕酮，请专科医生评估胚胎情况，如果发现孕酮低于正常范围，可采用补充黄体酮保胎，并且动态检测血清 HCG 及血清孕酮，停经 8 周后进行 B 超检查胎心、胎芽，一切正常后，积极定期参加产检，以便尽早发现问题，及早处理。

一般来说，在临床上及文献报道中很少发现服用中药会对胎儿造成畸形等不良反应，但是因为子宫内膜异位症患者服用的中药大多是一些活血化瘀的中药，有时还加用一些破血消癥的虫类药物，因其活血、破血作用大，有可能造成早期流产等。因为子宫内膜异位症患者大约有 40% 是因为不孕症来就诊的，也就是说子宫内膜异位症患者其本身病变造成的盆腔内环境不利于怀孕，因此对于有生育要求的患者来说在服药期间发现怀孕还是应该积极保胎，定期检测。如果在随诊过程中发现胚胎存在异常，出现流产等情况，也不要认为是之前口服中药引起的，因为其病变本身的内环境就不利于妊娠，再加上引发流产的因素各种各样，真的很难评估流产就是药物引起的，而且国外有文献报道药物能够引发的流产只有 5% 左右，其他 95% 都是其他因素引起的。

最后流产的患者也不要气馁、焦虑，积极面对，流产后注意休息，加强营养，也可以寻求中医的帮助尽快调理好身体，为下一次妊娠做好准备。

中医治疗内异症——针灸能够在治疗子宫内膜异位症中起到作用吗？

中医学认为针灸通过针刺、温灸刺激机体穴位具有疏通经络、调和阴阳、扶正祛邪的功效。子宫内膜异位症的发病主要是因为瘀血阻滞冲任、胞宫引起的，有一大部分患者是因为寒邪侵袭引发的瘀血，因此对于寒凝血瘀的患者，可以针灸并用，不仅能够驱寒散邪，还能通过穴位的刺激疏通胞宫胞脉，促进气血运行，从根本上提高机体抗邪的能力。

当然，并不是其他因素，如热邪、气滞、肾虚、气虚导致的子宫内膜异位症不能用针灸治疗，因为针灸主要是通过刺激穴位来发挥功效的，每个穴位都有自己独特的作用，针灸医师会通过患者的辨证分型选穴施术，从而达到治疗目的。但是，患者一定要先通过现代医学的手段明确自己的病情及病变程度，需要现代医学干预的病变，不要贸然采用针灸治疗，在实施针灸治疗的过程中及时与针灸医师做好沟通。

中医治疗内异症——针灸常用的治疗子宫内膜异位症的穴位和方法有哪些？

针灸也可在辨证基础上进行取穴及运用补泻手法达到治疗效果，尤其是对痛经的治疗非常有效。常用的主穴多为：中极、关元、气海、三阴交、八髎等，可酌情加减如隐白、阳陵泉、地机等，提插平补平泻，留针 20 分钟，腹部冷痛可用艾条灸 10~15 分钟，每日一次，10 次为一疗程，经前 10 天开始用较好。也可用穴位注射方法加隔药灸：取足三里、血海、次髎、三阴交、关元等穴位注射复方丹参注射液 2ml，经前 5 天开始，穴位可交替使用，将附子、鹿角霜、肉桂、乳香等按比例调配研细末备用。取关元或次髎穴，用黄酒调和药末制成直径 4cm 左右的药饼放穴位上，再放置大号艾柱，灸三壮，局部红晕即可。针灸交替使用效果较好。

 中医治疗内异症——其他一些针灸疗法如耳针、电针等如何实施？

（1）耳针：①耳穴：子宫、内分泌、神门、交感、肾；②操作方法：用 0.5 寸毫针以中强刺激捻转 1~2 分钟，留针 15~20 分钟；或用压籽法，每次用一侧，每日自行揉压 3~5 次，每次压 2~3 分钟。

（2）电针疗法：①主穴：足三里、三阴交；②操作方法：疼痛剧烈时在毫针疗法辨证选穴基础上，足三里、三阴交穴加用电针，通电 20 分钟，采用密波，强度以患者能耐受为度。

 中医治疗内异症——按摩推拿能够治疗子宫内膜异位症吗？

按摩推拿一般来说主要是作为治疗子宫内膜异位症的辅助方法，从中医学的角度来讲，运用各种推拿手法外部刺激机体及部分穴位可以疏通经络，促进全身的气血运行，在一定程度上也能疏通胞宫、胞脉的瘀滞，缓解子宫内膜异位症引发的一些症状，尤其是疼痛症状的缓解。

当然，在决定采用推拿治疗时，一定要先通过现代医学的手段明确自己的病情及病变程度，请专科医生评估自己是否适合推拿。一般对于巧克力囊肿比较大的或者病变比较严重的患者不建议使用推拿方法，以免一些过重的推拿手法把巧克力囊肿弄破，加重病情。

自己在家按摩常用的穴位为：太冲、血海、子宫、三阴交等可有效缓解痛经。

 中医治疗内异症——贴膏药能治疗子宫内膜异位症吗？

贴膏药对阻止子宫内膜异位症病变的进展应该说是作用不大，但是膏药在缓解子宫内膜异位症的疼痛方面有很大的帮助。大部分的膏药都是由一些性味辛散，活血化瘀、温经散寒止痛的中药组成的，贴膏药可以加快局部病变的血液循环，通过辛散药物的渗透作用于皮下，发挥止痛的作用。但是毕竟子宫内膜异位症是一种发病机制比较复杂的疾病，比较影响患者的生活质量，还是应该积极地的控制异位内膜的发展，贴膏药只能作为一种缓解疼痛的辅助方法。

此外，还可进行神阙穴位敷贴法：用中成药七厘散（或七厘胶囊）取药粉1克，用黄酒调成膏状，敷贴于神阙穴，再用艾条对准神阙穴温和灸20～30分钟，经前一周及经期用，隔日一次，治疗三个月经周期。如疼痛异常剧烈，月经量少者，可用0.1克麝香填充入神阙穴，再在麝香上滴上一滴薄荷油，再用艾条对准神阙穴温和灸20～30分钟，再用麝香止痛膏封贴脐部，48 小时后揭去，本法在经期疼痛剧烈且其他方法没有效果时用，由于麝香比较昂贵，一般情况可不用。

108 中医治疗内异症——中医食疗的方法对子宫内膜异位症患者有帮助吗？

中医食疗是利用食物（谷肉果菜）的偏性，调整机体的阴阳，纠正疾病的偏性，有助于疾病的治疗和身心的康复，一般多用于一些疾病的辅助治疗，长期运用，对于慢性疾病的调理治疗尤为适宜。但是食物毕竟是食物，它的主要作用是为人体提供必要的营养能量，对于一些病情明确的器质性疾病来说作用较弱，仅仅可以作为这些疾病基础治疗外的辅助治疗。对于一些长期口服中药治疗子宫内膜异位症的患者来说，可以配合中药进行食疗，以期增加治疗效果；对于服用中药时间长且厌烦的患者，如果病情稳定，病变进展基本控制住，可以药物治疗与食疗交替使用，提高患者的治病的信心及依从性。

109 中西医结合治疗内异症——什么是子宫内膜异位症的中西医结合治疗？

子宫内膜异位症的中西医结合治疗就是借助西医的辅助检查手段明确诊断疾病，评估病变程度，根据每个个体的具体情况来判断患者是需要西医药物干预还是手术干预，或是中药控制，还是西药中药联合起来阻断疾病的进展，也就是借用西医的方法辨病，再结合中医传统的辨证方法，辨病与辨证相结合，中西医配合，相互取长补短，寻求一种最有利于患者的治疗方法。

110　中西医结合治疗内异症——中西医结合治疗子宫内膜异位症会用很多药物吗？

中西医结合治疗子宫内膜异位症不会用很多药物。西医治疗本病药物选择虽然有很多种，但一般都是根据患者病情、意愿等选择一种药物治疗。一般来说，对于病变较重在采用激素类西药治疗的情况下，是可以暂时不使用中药的，或者配合中药治疗，目的主要是用来缓解西药的副反应。对于需要手术的子宫内膜异位症患者也是不需要中药治疗的，当然根据患者自身的身体状况，在术前或术后可以适当地使用中药进行调理。对于病变较轻仅仅使用中药治疗的患者，也主要是根据患者的情况辨证论治口服相应中药，不愿意或没条件口服汤药的患者也可以口服中成药，选择针灸推拿等。

总之，中西医结合治疗子宫内膜异位症药物种类、使用方法很多，但根据患者的具体情况，每一位患者的所用药物不会很多，但是不管使用哪种药物治疗，西药也好，中药也好，都需要很长的服用周期，至少6个月，因此患者需要有很好的依从性坚持用药。

111　中西医结合治疗内异症——子宫内膜异位症患者什么情况下选择西医、什么情况下选择中医、什么情况下中西医联合治疗？

对于疑似子宫内膜异位症的患者最好是通过西医的各种检查手段

了解病情，必要时可腹腔镜明确病变程度。对于病变程度较重、进展较快或巧克力囊肿直径>5cm 或子宫大小超过孕 3 个月的患者，需要选择西医药物或者手术干预。对于病变较轻、进展较慢、接近绝经期或者不能耐受西药副反应及手术治疗的患者可以选择中医治疗。对于病变较重且采用西药治疗的患者出现的一些副反应症状，可以使用中药调理，中西药配合，减轻副反应症状，共同达到治疗效果。对于一些需要手术的患者，为了尽快恢复手术创伤及防止术后的再次粘连，这时候最好选择中医治疗，中药对于调整机体气血及松解粘连都是很有帮助的。在治疗过程中，根据每个人的不同情况监控病情变化，及时调整治疗的方案和采用的方法，不能一蹴而就，而要因人因时因地制宜，进行选择。

 中西医结合治疗内异症——举例说明中西医联合治疗子宫内膜异位症的具体情况。

（1）控制或解除疼痛症状：痛经是子宫内膜异位症最常见的症状，也是患者就诊和要求治疗的最常见原因，当然，子宫内膜异位症的疼痛可以表现为多种形式。对西药包括止痛药物无效的患者可选择中药或者针灸按摩等以达到缓解和消除疼痛的目的。

（2）解决生育问题：虽然子宫内膜异位症导致不孕的机制尚未完全阐明，但两者之间的密切关系早已被认识。对于子宫内膜异位症引起的解剖结构的改变应予手术矫正，矫正后或Ⅰ～Ⅱ期的患者可采用中医治疗或选用辅助生育技术；对于久治不愈的内异症不孕，可选择各种促排卵方案配合中药或针灸提高促排卵效果。

（3）去除异位病灶：巧克力囊肿属中医癥瘕范畴，为血瘀之重症，治疗当选择一些破血消癥药物，中药长期，方能药达病所。性质不明的和较大包块的则应尽早手术治疗。

（4）调经止血：子宫内膜异位症合并月经紊乱者约占半数，主要以月经过多或淋漓不断为表现。中医学强调血瘀是形成子宫内膜异位症的病理实质，血瘀停留，积于冲任，瘀血不去，新血不得归经，或瘀伤脉络，络伤血溢是导致月经过多与淋漓不断的机制；活血化瘀、调经止血的中药或者针灸是治疗的有效方法。

（5）预防复发：内异症无论药物手术治疗后都存在较高复发率的问题，复发后的患者多数不愿意再采用西医西药的手段，可根据情况采用中药止痛、消除包块或助孕，也是非常有效的。

113 内异症治疗之其他——锻炼身体会有助于我的子宫内膜异位症的缓解吗？

适当的强身健体可以促进机体血液循环，增强机体代谢，提高机体免疫力，扶正祛邪。因此，从理论上说适当的体育锻炼有助于子宫内膜异位症的缓解，但因为子宫内膜异位症病变的特殊性，并不是所有类型的异位症患者都可以进行体育锻炼，比如，对于巧克力囊肿比较大的患者不建议体育锻炼，因为过强的运动有引发巧克力囊肿扭转破裂的风险。因此，子宫内膜异位症患者最好在锻炼之前咨询专科医生，或者在明确自己病变程度的情况下适度进行体育锻炼。

114 内异症治疗之其他——子宫腺肌病与子宫内膜异位症的中医治疗方法一样吗？

　　中医学是从病机上把握疾病，辨证施治。中医学认为子宫腺肌症与子宫内膜异位症的基本病机都是瘀血阻滞冲任、胞宫，影响胞宫胞脉气血运行，血运不畅，不通则痛，发为痛经。瘀血日久，乃生癥瘕，发为盆腔包块。因此在治疗方法上，这两种疾病是大同小异的，都需要活血化瘀，散结消癥。然而，现代中医的发展提倡辨病与辨证相结合，在基本辨证的基础上，结合疾病本身的特点，更能达到较好的疗效。比如，对于卵巢子宫内膜异位症（巧克力囊肿）的患者，就需要在活血化瘀的基础上多加用一些软坚散结的中药，以缩小巧克力囊肿大小。对于子宫腺肌病有严重痛经的患者，治疗重点就是活血化瘀止痛。

115 内异症治疗之其他——子宫腺肌病和子宫内膜异位症的治疗方法一样吗？

　　子宫腺肌病主要以痛经和月经量多为主要症状，多数发生在生育过的妇女，所以治疗当然也要个体化，权衡患者症状、年龄及生育要求而定，但多数可考虑首选根治性或者半保守手术治疗；如果不打算生育，可选择曼月乐宫内避孕环；子宫内膜栓塞术对于年轻有生育要求的患者来说，术后一年内效果很好，可在此时机内尽快妊娠；在超声引导下射频热凝固、经皮穿刺微波凝固、高强度聚焦超声等利用物理的热效应使病变短时间凝固坏死，达到治疗目的，也是子宫腺肌病患者的一种常用的选择。

116 内异症治疗之其他——三年前行剖宫产后，最近发现刀口附近有包块，说是腹壁子宫内膜异位症，能治好吗？

腹壁子宫内膜异位症通常发生在剖宫产后 6 个月~3 年，主要是腹壁切口处有硬结或肿块，绝大多数肿块与月经密切相关，经前及月经时肿块增大疼痛加重，经后疼痛缓解而且肿块缩小。可伴痛经、慢性盆腔疼痛、不孕、大便坠痛等其他子宫内膜异位症症状，也可不伴有其他症状。腹壁子宫内膜异位症的治疗方法有多种，包括药物治疗和手术治疗，首选手术治疗。

手术治疗主要是通过手术切除异位的子宫内膜和局部病变组织，恢复组织器官的正常结构位置，达到祛除疼痛不适的目的。手术需注意尽量切除干净病灶，术后可辅以药物治疗，药物可选米非司酮、孕三烯酮、促性腺激素释放激素类似物等，促使残留的异位子宫内膜萎缩退化。腹壁子宫内膜异位症药物治疗存在争议，因腹壁子宫内膜异位症病灶坚硬，被纤维组织包裹，药物作用相对较弱，因此手术联合药物应用更为合适。

内异症治疗之其他——如果在盆腔以外如消化道、泌尿道、胸腔等部位发现的子宫内膜异位症，如何治疗呢？

其他部位的子宫内膜异位症治疗，需要充分考虑病灶的位置、大小、症状、是否伴随盆腔部位的病灶、患者年龄和生育要求，等等。根据情况选择药物或者手术治疗。通常情况下，如果只针对盆腔以外的病灶，可选择药物治疗为主，包括假绝经疗法和假孕疗法（见本节问题 11）。当然，如果病灶影响到身体的功能，如泌尿道的子宫内膜异位症病灶造成了尿路梗阻，则必须行手术治疗。

内异症治疗之其他——子宫内膜异位症手术有分期一说，这对我的治疗有什么好处吗？

针对子宫内膜异位症的复杂程度，美国生育协会成立了一个专门委员，于 1979 年公布了一种分期方案，即 AFS 分期系统。它对腹膜、卵巢、卵管的病灶和粘连做二维评估，分别加权评分，以总分将子宫内膜异位症分为轻、中、重和广泛四期。该方案被广泛迅速地采用。但很快它最大的缺点也暴露了出来，即没有考虑子宫内膜异位症的两大最主要症状：疼痛和不孕。

为此，特别是考虑到对不孕的表达，1985 年美国生育协会修订了这一方案，产生了 r-AFS 分期系统。去掉了广泛期，增加了微小病变期，去掉了输卵管异位病灶评分，对病灶进行了三维评估，即区别了浅表病灶和深部浸润，分开了膜状粘连和致密粘连，加重了对输卵管伞端粘连和子宫直肠窝封闭的评分，以期改善对不孕的表达；仍没有包括盆腔以外的 EM 病灶，只对其描述记载。r-AFS 分期系统公布后迅速成为唯一被公认的分期方案，并能保持垄断地位至今，自然有其合理性：r-AFS 分期在一定程度上反映了子宫内膜异位症的病程和病情；虽然 r-AFS 评分是主观设计的，却具有一定的客观性。但随着资料的积累和对子宫内膜异位症认识的加深，r-AFS 系统的许多不足也越来越明显，与它的前身一样，主要还是对不孕和疼痛的表达不佳。辅助生育技术也越来越多的用于子宫内膜异位症不孕的治疗，r-AFS 分期在这一技术中的应用让人们再一次感到分期的缺憾。但截至目前还未能有更好的公认的分期系统，所以，仍然沿用 r-AFS 分期来判断病情和指导治疗手段的选择。

表　子宫内膜异位症治疗选择

分表 1　子宫内膜异位症伴不孕

腹腔镜分期		治疗方法选择
Ⅰ/Ⅱ期	期待治疗	选择中医药疗法中药、针灸推拿等
	经验治疗	腹腔镜手术；
		药物治疗；
		保守性手术
	辅助生育措施	GIFT（输卵管内配子移植）；
		IVF-ET（体外受精-胚胎移植）
Ⅲ期	腹腔镜手术；	
	保守性手术及围术期药物治疗；	
	IVF-ET（体外受精-胚胎移植）	
Ⅳ期	保守性手术及围术期药物治疗；	
	腹腔镜手术和围术期药物治疗；	
	IVF-ET（体外受精-胚胎移植）	

分表 2　子宫内膜异位症伴疼痛

根据有无生育要求决定	治疗方法选择
有生育要求者	止痛药或中医药； 短时间药物治疗（激素类）； 腹腔镜手术； 保守性手术（骶前神经切除术）围术期药物治疗； 必要时行 IVF-ET（体外受精-胚胎移植）
无生育要求者	止痛药或中医药； 短时间药物治疗（激素类）； 曼月乐避孕环； 腹腔镜保守性手术（骶前神经切除术）/围术期药物治疗； 根治性手术/围术期用药

分表 3　子宫内膜异位症伴巧克力囊肿

有生育要求	治疗方法选择
	药物治疗或中医药； 腹腔镜保守性手术/围术期药物治疗； 手术后尽快受孕或者行 IVF-ET（体外受精-胚胎移植）或 GIFT（输卵管内配子移植）

 内异症治疗之其他——子宫内膜异位症复发应该如何选择治疗方法？

保守性手术是指保留患者生育功能的手术，其目的是去除或破坏内膜异位病灶及其粘连，恢复正常的解剖关系，保留生育功能，增加受孕机会，缓解盆腔疼痛。适用于年轻或有生育要求的妇女。手术方式包括盆腔子宫内膜异位病灶的切除或破坏，盆腔粘连分解以恢复输卵管卵巢的关系，卵巢异位病灶及内膜样囊肿的切除及恢复子宫直肠陷凹的解剖。保守性手术的术后复发率为 15%～45%，其中需要再次手术者占 10%～25%。

如患者渴望保留生育功能，可考虑做第 2 次甚至第 3 次保守性手术，比较腹腔镜和剖腹手术后的复发率和累积妊娠率，认为两者间没有显著差异，如因前次手术造成技术上的困难，则较多采用剖腹手术。据国外文献报道，重复保守性手术后的妊娠率为 12%，术后 27 个月的累积妊娠率为 30.7%。术后仍有残余病灶存在者，可加用低剂量达那唑治疗（每日 100mg），使症状缓解，并使代谢性副作用尽量减少，以便延长用药时间。

如患者复发症状明显又无生育要求，或虽经长期治疗仍未受孕者，可考虑做半根治手术或根治性手术。

中医药在子宫内膜异位症复发的应用中显示出重要的作用。比如，在复发的预防及治疗等方面积极采用多种防治手段，充分发挥中西医结合的优势。以整体观念宏观指导，中医药辨证论治、多途径综合疗法的使用在解决此疑难病症中具有广阔的前景。在辨病与辨证相结合论治本病的同时，目前的资料初步显示了中医药疗法在复发病例研究中的方法探讨和疗效观察。如雷公藤多苷具有抗炎、消肿、免疫抑制作用，对卵巢功能可发生一过性影响，造成可逆性闭经，使异位子宫内膜退化、萎缩，对于重症术后复发，或年轻女性不宜过早切除卵巢，或有手术禁忌证及合并肝病的更为适合。

内异症治疗之其他——子宫内膜异位症恶变应该如何选择治疗方法？

　　子宫内膜异位症恶变多数为卵巢内异症恶变，病理多为子宫内膜样腺癌，腺角化癌及透明细胞型腺癌，治疗一般与上皮性卵巢癌相同。卵巢上皮性癌均采用手术，辅助以化疗或放疗的综合方案治疗。

　　手术治疗：根据患者的年龄及生育要求适当放宽根治性手术的指征。绝经后的患者以根治性手术为宜。辅助治疗：多采用静脉和腹腔双途径化疗，必要时可加用腹壁下动脉插管灌注术和超选择性动脉灌注化疗，常用化疗药包括：环磷酰胺、阿霉素、5-氟尿嘧啶、顺铂等。如病灶局限在盆腔，可辅以放射治疗，均同卵巢癌。术后激素治疗倾向于孕激素治疗或抗雌激素治疗，可提高5年生存率。子宫内膜异位症恶变预后较原发于卵巢与子宫内膜异位症无关的卵巢癌好，而临床分期和病理分型是影响预后的关键因素。

 内异症治疗之其他——子宫内膜异位症恶变行中医治疗有帮助吗？

　　子宫内膜异位症恶变治疗原则与恶性肿瘤相同，即以手术治疗为主的综合治疗。术后激素治疗倾向于孕激素治疗或抗雌激素治疗，可提高5年生存率，但是否应该参照孕激素受体（PR）阳性或常规应用孕激素尚无定论。

　　中医药配合治疗，能够有利于术后肠功能的恢复、支持疗法与提高免疫力的抑瘤治疗。

（1）术后肠功能的恢复：术后予以理气健脾通腑，中药方用小承气汤加减，选取大黄、厚朴、枳壳、莱菔子、陈皮等煎汤服用。

（2）支持疗法和提高免疫力：可通过中医传统的辨证方法进行治疗，一般情况下，中医认为子宫内膜异位症恶变多数是脏腑虚损，正气损伤，七情郁结，木旺克土，水湿内聚，蕴而成疾，邪毒瘀阻，湿、痰、瘀互结所致。

可有虚证实证之分。虚证有气血亏虚；实证有气血瘀滞、痰湿凝滞、湿热郁毒。实证以清热解毒，活血化瘀，涤痰软坚为主；虚证则根据各人体质不同随证加减；病久则往往虚实夹杂，治疗也当扶正祛邪兼顾。根据情况选择不同中药加减服用。还可以采用中成药，如灵芝胶囊、桂枝茯苓丸等用于早期子宫内膜异位症恶化术后辅助治疗。猪苓多糖注射液则可减轻化疗引起的免疫抑制和骨髓抑制等副作用，提高生存率。

（3）针灸：取穴大椎、足三里、血海、关元等穴，用补泻结合手法，能提高红细胞及血小板数目，提高机体免疫力，维持化疗的顺利进行。耳针：取肝、脾、胃、大肠、小肠、三焦、腹、十二指肠、缘中、屏间，或耳部压痛点、色素点等，每次选 3~4 穴，用毫针刺法、埋针法、压豆法等，每日 1 次，双耳交替选用。用于本病化疗后出现胃肠道反应的辅助治疗。

（4）提高免疫力及抗肿瘤的中药应用：中医中有许多中药经中药免疫药理与临床证实，具有提高免疫力和抗肿瘤的作用。如斑蝥、白花蛇舌草、冬虫夏草、灵芝等，可根据条件选用。

第五章　子宫内膜异位症
　　　　预后篇

122 子宫内膜异位症会自然消失吗？

　　子宫内膜异位症是雌激素依赖性的疾病，女性的生育年龄需要雌激素来维系。在青春期、妊娠期、哺乳期、绝经后，雌激素减少，作用下降，月经不来潮，依赖雌激素的子宫内膜异位症就会缓解和消失。但是在整个生育期，如果未能怀孕或者不在哺乳，患上子宫内膜异位症后，不采用药物、手术等干预措施，子宫内膜异位症不会像感冒一样自然消退和痊愈。而且，子宫内膜异位症会随着时间的推进，逐渐进展，如巧克力囊肿会逐渐增大，其他部位的子宫内膜异位症的病灶会发生变化引起粘连进而出现疼痛加重，不孕患者随着病情加重怀孕概率变得更低，治疗更加棘手等。

123 子宫内膜异位症怀孕后能消失吗？

　　子宫内膜异位症患者怀孕后，体内的高剂量孕激素抑制了雌激素对异位内膜的作用，使其逐渐萎缩，在怀孕期间和哺乳期间，因月经不会来潮，子宫内膜异位症病灶也逐渐萎缩甚至消失。但是，多数情况下，妊娠哺乳结束后，月经复潮，子宫内膜异位症的微小病灶又会死灰复燃，再次发生发展。所以，妊娠可能会使子宫内膜异位症暂时停止发展，少数患者可能会消失，多数情况下，仍然存在复发的可能。

124 子宫内膜异位症绝经后肯定不复发吗？

子宫内膜异位症是雌激素依赖性的疾病，绝经后，雌激素减少，作用下降，异位内膜萎缩，这也是假绝经疗法有效的基础，因此，绝经后子宫内膜异位症比较少见。但也有文献报道，绝经后的子宫内膜异位症仍有 2%~4% 的发病率，可能与诊断技术提高，患者健康意识提升主动就医有关。有研究表明，子宫内膜异位症患者异位内膜的受体活性明显增高，以致部分患者绝经后的低雌激素环境里，仍能有活跃的异位内膜保持生物活性而发病。此外，雌激素补充替代治疗更年期疾病，他莫昔芬治疗乳腺癌等会诱导异位内膜的活性而致发病的病例都有报道。

125 子宫内膜异位症复发情况是怎样的？

保守性药物治疗的复发率为 5%~10%，其中，孕激素、避孕药 17%~18%，丹那唑 5%~15%，促性腺激素释放激素抑制剂（GnRH-α）

11%，5年累计复发率53.4%；保守性手术24%，半根治手术7%，根治性手术7%；<25岁复发率为33%，26～30岁为38%，30～40岁为37%，>40岁为14%；术后用药组复发率为16.3%，术后未用药组57.5%。因此，年轻患者手术后积极辅以药物治疗会有效降低复发。积极怀孕或者采用中药干预都会有助于降低复发率。

 126 子宫内膜异位症何时会恶变？

卵巢子宫内膜异位症卵巢癌恶变的高危因素有以下几项：年龄>50岁绝经妇女；病程越长，年龄越小发生子宫内膜异位症的患者，也越容易发生恶变；绝经后用单纯雌激素替代治疗的妇女，发生卵巢癌的概率增高，妊娠、哺乳、口服避孕药则可以降低恶变发生率；月经初潮早、周期短、绝经晚、较低的孕产次等也会增加恶变率；环境中长期接触二噁英会促进子宫内膜异位症发生恶变；母亲患有卵巢癌的妇女可能有相同的遗传背景，子宫内膜异位症也有可能发生恶变。

 127 中医认知的子宫内膜异位症预后如何？

中医认识人类疾病，尤其是妇科疾病"痛经""不孕""癥瘕"等，与人的体质和后天的生活习惯等有直接的关系。子宫内膜异位症的这些中医疾病，虽然通过中医的辨证论治，中西医结合或中药内外治疗，或者针灸推拿治疗等手段可缓解，但是如果人的体质没有通过后天生活方式的调整得以改善，仍然会有复发的情况。也就是说，妇科的这些常见病"痛经""不孕""癥瘕"仍然会再次出现。

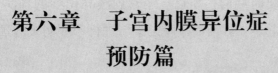

第六章　子宫内膜异位症
预防篇

子宫内膜异位症的预防需要从哪几方面入手？

迄今为止，子宫内膜异位症的发病机制还没有完全研究清楚，尽管目前已经有广泛的科学和临床数据认为子宫内膜异位症是一个系统性炎症性疾病、内分泌性疾病、免疫性疾病，但预防子宫内膜异位症本身仍未能从目前的医学文献中找寻到完全合理的解决方案。

然而，子宫内膜异位症和常见的自身免疫性和过敏性疾病以及某些癌症之间似乎有一定的联系，如系统性红斑狼疮、风湿性关节炎、克罗恩病、银屑病（牛皮癣）；慢性疲劳免疫功能障碍综合征、多发性硬化、甲状腺功能减退和纤维肌痛；研究已经表明，卵巢子宫内膜异位的风险可能会增加乳腺癌、非霍奇金淋巴瘤、黑色素瘤、甲状腺、肾脏和大脑肿瘤。子宫内膜异位症的女性孩子的出生缺陷的风险可能会增高。因此，如何预防子宫内膜异位症已成为医生和患者共同关心的话题。

如果能有效预防子宫内膜异位症发生，也可降低这些附带的其他健康问题的风险。预防子宫内膜异位的发生，需要危险因素明确定义后，才有可能谈及预防措施。年龄的增加，酒精依赖，月经初潮早，子宫内膜异位症的家族史，不孕，月经期间性交，低体重，月经带经期延长和月经周期间隔短是已知的子宫内膜异位症的危险因素。

最近的研究表明，暴露在特异环境化学物质中会导致一些妇科疾病发生发展，其中就包括子宫内膜异位症，特别是当暴露发生在女性身体发育的重要时期时。所以，子宫内膜异位症的预防也只能围绕目前文献提供的上述几方面的危险因素，进行一些初级的预防。

 月经的情况如何影响子宫内膜异位症的发生？

有研究表明，月经初潮年龄≤11岁会增加子宫内膜异位症的发生，因为初潮年龄早意味生育期的延长，因此有更多可能暴露在雌激素的刺激下从而发病。而初潮年龄≥15岁的女性很少发生子宫内膜异位症。同样的道理，月经周期缩短，带经期延长也有可能引起子宫内膜异位症的发生。因此，针对这种情况，建议女孩子可较早开始进行月经的调理，包括用避孕药控制月经周期，减少雌激素的暴露，预防子宫内膜异位症的发生。

 最重要的影响子宫内膜异位症发生的环境因素有哪些？如何预防？

实验室动物研究表明，子宫内膜异位与许多环境内分泌干扰物（EDC）有关，如许多有机氯类异型生物化学品，包括二噁英TCDD、农药甲氧滴滴涕、滴滴涕（DDT）和许多与类二噁英多氯联苯（PCB）的影响。如果EDC暴露在胚胎期，则发生子宫内膜异位症的敏感性增强。

研究还发现子宫内膜异位症相关性不孕的风险与接触甲醛、视频显示终端、化学粉尘或有机溶剂有关，在一些职业，特别是装修工人，空中乘务员，加油站服务员，特别是护士或护工，长期接触这些化学物质，子宫内膜异位症的发病风险会增加。

因此，对有痛经及子宫内膜异位症家族史的女性应该做好职业防护，必要时最好调换工作，避免与这些 EDC 类物质的接触，降低子宫内膜异位症及其不孕的发生概率。

 体重、饮酒、抽烟和喝咖啡对子宫内膜异位症发病有多大的影响？

几项研究已经发现，青春期和成年初期较低的体重指数（BMI）会增加子宫内膜异位症的风险。体重指数低的女性往往有较高的卵泡期雌二醇水平，因此可能会增加患子宫内膜异位症的风险。一些回顾性研究发现与子宫内膜异位症女性 BMI 较低和肥胖对照组，每单位体重指数增加 12%~14%，子宫内膜异位症发病率呈下降趋势。一项 20 年的前瞻性护士健康研究结果表明：18 岁和当前体重指数 BMI 与子宫内膜异位症发病呈显著负相关（$P < 0.0001$）。这两项研究还发现子宫内膜异位症相关的不孕妇女，肥胖的不孕妇女 BMI 指数在 $35~39.9kg/m^2$ 和 $40kg/m^2$ 的，分别与低 BMI（$18.5~22.4kg/m^2$）、瘦体型妇女比较，前者患子宫内膜异位症风险降低。因此，女孩子不能过度减肥，保持适中的体型对预防子宫内膜异位症有非常积极的意义。

酒精和咖啡因的摄入也增加子宫内膜异位的风险。众所周知，酒精会增加体内雌激素水平，会扰乱月经周期期间的免疫反应。咖啡因可能对通过对免疫系统的影响从而诱发子宫内膜异位症。而目前的研究并未显示抽烟对子宫内膜异位症的发病有不利的影响。因此，避免过度摄入酒精和咖啡因也是预防子宫内膜异位症的重要措施。

132 身体的免疫功能和子宫内膜异位症的发生有关吗？如何预防？

子宫内膜异位症患者常常伴有除疼痛以外的如紧张、焦虑、头痛、抑郁、疲劳、失眠、消化不良、腹胀、复发性阴道炎、复发性膀胱炎、自身免疫性疾病、哮喘和过敏等。这些反应与子宫内膜异位症的炎症反应，前列腺素的产生过多，一些金属蛋白酶、细胞因子和趋化因子增多，导致异位内膜的生存、增殖以及种植有关。因此，也可以合理解释子宫内膜异位症的女性与对照组相比，在药物过敏、过敏性鼻炎、哮喘和过敏性疾病有更高的患病率。

在流行病学研究中发现，48%的子宫内膜异位被报道对至少一个药物过敏。这些人中，有85%有鼻窦炎，14%的人患有哮喘。此外，80%的人患有与父母相同的过敏性疾病。迄今为止的证据表明，免疫和炎症因子对腹膜子宫内膜异位细胞在异位生存、植入和增长中起着至关重要的作用。

因此，积极锻炼身体，提高自身免疫功能，采用中医中药的治疗方法调整身体免疫功能也是很好的预防措施。

听说一些慢性病与子宫内膜异位症有关，真是这样吗？如何预防？

近年来的流行病学研究已经确定了子宫内膜异位和其他一些症状（如纤维肌痛、慢性疼痛疲劳综合征、间质性膀胱炎和肠易激综合征）、各种自身免疫性和过敏性疾病之间的联系。在青少年和年轻女性子宫内膜异位症患者中发现伴发慢性疼痛综合征（56%）和情绪障碍（48%）的比例都较正常青少年女性高。

与成人相比，青少年和年轻女性子宫内膜异位症患者患肠易激综合征、膀胱疼痛综合征和慢性头痛各占 25% 和 65%；纤维肌痛和慢性疲劳综合征患病率在 7% 和 4%。子宫内膜异位症的女性有 30% 的偏头痛发病的风险。血管生成因子，可能通过刺激基质金属蛋白酶（MMPs）诱发偏头痛，也可能有神经-免疫-内分泌机制在子宫内膜异位和偏头痛之间的产生一系列的关联。纤维肌痛、肠易激综合征、慢性疲劳综合征、间质性膀胱炎和情绪障碍通过肥大细胞激活而起作用。肥大细胞激活过敏反应，导致无菌炎症的发生进而引起子宫内膜异位症和其他相关疾病的发病。

因此，积极采取有效措施提高免疫功能，积极治疗各种慢性疲劳综合征、间质性膀胱炎、肠易激综合征等是有效的预防子宫内膜异位症发生的有效措施。

避孕药或避孕措施会有助于减缓子宫内膜异位症的发生还是增加其发生？

避孕药或避孕工具对子宫内膜异位症的影响从近百年的文献看有完全不同的结论。从子宫内膜异位症是一个雌激素依赖的疾病角度来看，复方短效避孕药（如妈富隆、优思明、达因-35 等）中含小量雌激素和一定剂量的孕激素，对子宫内膜异位症的预防和治疗作用应该是显著的。

实际的临床医生也会给那些有避孕需求的子宫内膜异位症患者，推荐使用口服避孕药来控制子宫内膜异位症的发生发展。但是也有文献证明这个方法是不能持久。而不含药的避孕器有研究表明可能会增加经血逆流的机会，导致子宫内膜异位症或加重，但这方面的文献证据也不充分。而含高效孕激素的避孕环曼月乐则是一个很好的值得推广的治疗子宫内膜异位症的一个很重要的方法。

 子宫内膜异位症能用疫苗来预防吗？

像预防癌症一样，采用某些疫苗，如芽胞杆菌制作的疫苗或者巨噬细胞集落刺激因子制成的疫苗用于子宫内膜异位症的预防目前只停留在动物实验阶段。国外有研究表明，从人参提取的一个复杂分子的异基因组织中含有糖蛋白、肽和碳水化合物碎片等超过 40 个不同的常见肿瘤抗原，在大鼠动物实验中确实也发现能减少子宫内膜异位症的比例高达 69.6%。但是，鉴于子宫内膜异位症发病机制复杂，目前还未有有效的疫苗来预防子宫内膜异位症。

 对于有生殖道畸形的人及早行手术治疗，是否会避免子宫内膜异位症发生？

先后天生殖道梗阻导致经血流行不畅的疾病，如：生殖道畸形者、处女膜闭锁、阴道闭锁、宫颈狭窄、子宫畸形、子宫极度后屈等，或子宫粘连、宫颈粘连等容易引起经血残留和逆流，种植在盆腔，发展为子宫内膜异位症，需要早期和及时的矫正，先天性的生殖道畸形，在初潮前应积极手术治疗。

 听说有医源性的子宫内膜异位症，如何进行预防呢？

（1）适时做好生育计划，避免不必要的终止妊娠，如人流、刮宫、药流、引产等，因术中宫腔血液含有内膜而种植于子宫肌层、宫颈，或通过输卵管反流种植于腹腔，人流进出宫颈口时不能带负压或突然降低负压，避免损伤局部组织或蜕膜碎片流入腹腔。

（2）经期不能进行重复粗暴的妇科双合诊检查，避免将内膜挤入输卵管，种植于腹腔。

（3）防止任何医源性的子宫内膜异位症，如避免不必要的剖宫产、各种不必要的宫腔操作。我国由于剖宫产率逐年升高，由于剖宫产引起的腹壁子宫内膜异位症也在增多，一般发生在剖宫产后 6 个月到 3 年，好发于羊水过多、巨大儿、宫内感染、高血压等高危因素的剖宫产，占发病的 85%。因此，慎重选择剖宫产，手术操作过程中注意保护切面，细致手术，及时更换手术器械，孕妇剖宫产后积极母乳喂养等措施有助于预防腹壁子宫内膜异位症的发生。

 总的来说，日常生活中应该注意些什么，可有助于预防子宫内膜异位症的发生？

子宫内膜异位症的病因不清，组织学发生复杂，预防很困难，上述的几个方面是从文献研究中得到的一些启示。但是总的来说，从以下几方面加以注意可有助于预防子宫内膜异位症的发生和发展：

（1）生活方式的调整：健康积极的生活方式，积极的心态，可保持妇科内分泌系统的正常，机体免疫功能正常，从而从发病上阻止子宫内膜异位症的发生和发展。

（2）合理膳食，锻炼身体，保持体重与身高的合适，使 BMI（体重÷身高平方）保持在 20~24 范围内，这样可以使女性激素水平也保持平衡。

（3）注意保暖、避免贪凉，经期禁止激烈体育活动、重体力劳动、不必要的盆腔检查、性生活、穿紧身衣，防止经血逆流。

（4）青春期避免惊吓精神刺激造成闭经或经血反流而发生子宫内膜异位症。

（5）家族史中有痛经或子宫内膜异位症、有原发性重度痛经的患者需要积极治疗或较早开始使用避孕药直到需要生育时。

（6）月经出现异常包括量多、淋漓、周期缩短等需要及时就医，积极处理，或者采用合适的避孕药具（避孕环适宜带有孕激素的曼月乐），预防子宫内膜异位症的发生。

（7）晚婚者，尽快计划生育时间。

（8）经期避免穿紧身衣，紧身衣也有可能与子宫内膜异位症的发生有一定关系。

（9）无论手术还是药物干预后的子宫内膜异位症患者需要积极复查，2~3月做一次妇科检查、盆腔 B 超、CA125 等检查，及早发现复发的倾向，积极处理。

 中医有什么措施能有效预防子宫内膜异位症的发生？

中医"治未病"的思想包括未病先防、防微杜渐和已病防变几个方面，与西医三级预防体系思想有异曲同工之意。建立中医体质三级预防体系，第一级即对于有病理性体质而未发病的人群采取相应的措施避免致病因子对人体的侵袭，积极改善特殊体质，增强自身的抵抗力，从而实现对特殊人群的病因预防，阻止相关疾病的发生。第二级是对于筛查阳性（病理体质）者进一步确诊，对确诊患者进行必要的治疗。第三级则是对于已患某些疾病者及时治疗，防止恶化及治疗后复发。从治未病的角度出发，健康及亚健康女性更应注意规律生活，顺时而动，合理饮食，适时进补，放松心神，动静结合。具体而言：

（1）作为难治且复发率高的妇科常见多发病，子宫内膜异位症的防治更为重要。对于瘀血体质的个体，在其未发病前积极改善其病理性体质，可采用中药、针灸、推拿、养生、食疗等多种自然疗法，手段，消除瘀血证发生的基础，使机体增强对致病因子的抵抗力，消除疾病发生的可能性或延缓疾病的发生。

（2）对于瘀血体质个体，合并有经行腹痛渐进性加重、性交痛、不孕等症者应早期诊断，早期治疗，防微杜渐。

（3）而已患子宫内膜异位症日久的患者，治疗的同时必须照顾整体，治其未病之脏，以防疾病的转变。具体治疗中：①未病先防即采用活血化瘀、疏肝解郁的方法，针对妇女易出现的肝郁血瘀证进行治疗，积极预防子宫内膜异位症的发生；防微杜渐则采用活血化瘀同时理气止痛、止血，减少月经量等对症治疗以降低危险因素致病的危险性；②对于子宫内膜异位症日久的患者，活血化瘀的同时则重在补肾健脾养血；③因久病穷及肾，长期服用活血化瘀之品亦伤脾胃，可出现免疫功能和内分泌功能的低下，临床上采用补肾健脾、活血化瘀法治疗子宫内膜异位症，已取得较好的疗效，特别是能改善患者垂体-卵巢-性腺轴的功能，调整月经，促进受孕。

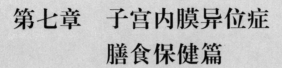

 听说子宫内膜异位症是雌激素依赖疾病，有哪些含有雌激素的食物，我需要避免食用？

饮食已被证明会增加雌激素依赖性的疾病如子宫内膜、乳腺癌和卵巢癌的风险，通过对饮食习惯改变进行的调查表明饱和脂肪含量高的饮食会增加血清的雌激素浓度，一天吃一次肉的女性和不食用肉食的女性相比，子宫内膜异位症的发病增加两倍。饮食中含有少量红肉，以蔬果为主的女性与每日红肉高摄入量增加子宫内膜异位症的风险分别为80%和100%。反之，女性高摄入新鲜水果和蔬菜的则子宫内膜异位的风险降低了40%左右。

植物雌激素，如亚麻（亚麻籽）可以帮助减少血液循环中的雌激素水平。亚麻籽，最富含植物来源的木酚素（一种植物雌激素）则对雌激素代谢有调节效应。主要通过两个相互竞争的雌激素代谢通路 2-hydroxylated 和 16-hydroxylated 代谢物产物起作用。此两个代谢产物是否保持平衡已用于评估是否患乳腺癌的风险。

有研究表明，在两个月经周期观察期内，如果女性吃平时饮食加上烘焙食品，其中第一组为含 10g 的亚麻籽，第二组为含 28g 的麦麸，第三组为既含 10g 的亚麻籽又含 28g 的麦麸，第四组饮食中则不含亚麻籽也不含麦麸。结果显示添加亚麻籽组的女性尿 2-hydroxylated 及 16-hydroxyestrone 比没有亚麻籽的组多，但只加麦麸的一组未能显现这个结果。因此，对于女性来说，亚麻籽可能有化学性的保护效应，但这也可能与子宫内膜异位症发病有关，这也有可能是一把双刃剑。

141 子宫内膜异位症的痛经会与哪些食物关系密切？

痛经一个可能的机制是抗炎和促炎动态平衡失衡，即来自 ω-3 脂肪酸的血管扩张性类花生酸的抗炎类物质和来自 ω-6 脂肪酸血管收缩剂类花生酸的促炎物质，这两者之间产生的不平衡所致。在一项研究中，痛经的高低与 ω-3 脂肪酸摄入量呈显著相关。

反式脂肪酸（氢化蔬菜油过程以及人造黄油和烘焙食品等内含量较高）会抑制酶 6-desaturase 活性，影响 ω-3 脂肪酸转化为抗炎类的前列腺素，这些反式脂肪还会降低细胞膜的流动性，和干扰抗炎类物质前列腺素形成一样，还对神经和脑细胞的结构有负面影响。因此，痛经的发生与摄入过多反式脂肪酸类食物可能有一定的关系。经期应该尽量避免使用这些富含反式脂肪酸的食物（反式脂肪酸又叫氢化植物油，常温下为固态，方便保存、运输和制作糕点。一般来说奶茶、奶酥、泡芙等点心和奶油蛋糕里都含有这种物质，因为其保质期长，且口味也不错）。

142 咖啡、茶和糖等会对子宫内膜异位症产生不利影响吗？

有研究者通过实验证实：饮食中缺乏适度的咖啡因（咖啡、茶等中含有）和糖以及必需脂肪酸的摄入，会导致摄入过多的高血糖类的碳水化合物和必需脂肪酸的摄入缺乏，结果是类二十烷酸系统的失衡和胰岛素分泌过多，将会加快子宫内膜异位症病情进展，但可降低胃肠神经肌肉有关疾病的发生。另一项研究则表明每天摄入咖啡因＞300mg者，子宫内膜内异症发病率增高。下述列表所示的咖啡因含量可提示我们每日选择含有适度的咖啡因进食。

以下是咖啡因含量参考值：意大利特浓咖啡 3400mg/L；苦巧克力 875mg/kg；新鲜冲咖啡 130 至 680mg/L；速溶咖啡 130 至 400mg/L；红茶 100 至 470mg/L；奶油巧克力 100 至 210mg/kg；乌龙茶 120mg/L；绿茶 85mg/L；白茶 68mg/L；可乐类饮料约 45 毫克/罐；可可 17mg/L；无咖啡因咖啡 13 至 20mg/L；无咖啡因茶 17mg/L。

控制血糖对子宫内膜异位至关重要，高水平的胰岛素导致肝脏产生性激素结合球蛋白减少。低脂肪素食饮食已被证明可增加性激素结合球蛋白。在一项交叉设计的实验中，妇女服用低脂肪素食饮食两个月经周期，与服用安慰剂比较，低脂肪素食者性激素结合球蛋白的量显著增加，痛经持续时间减少和强度减小，经前症状持续时间也相应减少。

 听说绿茶有预防和治疗子宫内膜异位症的作用，这是否可信？

子宫内膜异位是一种血管生成障碍的疾病。内膜异位损伤需要新血管的形成提供养分供应，血管生成是子宫内膜异位症的典型病理特征。具有抗血管生成作用的绿茶，通过茶多酚，尤其是儿茶素（EGCG）有强力抗氧化，抗有丝分裂，新生抗血管属性。实验性子宫内膜异位小鼠模型，EGCG 的选择性抑制子宫内膜异位体内和体外内皮细胞血管内皮生长因子 C（VEGFC）和酪氨酸激酶受体 VEGF 受体 2（VEGFR2）表达，通过这一途径阻断了子宫内膜异位症的发生和发展。因此，多多饮用绿茶对子宫内膜异位症患者是有一定帮助的。

 吸烟和饮酒对子宫内膜异位症有何影响？

早期的研究显示，成年或青春期主动吸烟、吸入烟草烟雾抗雌激素的影响，可降低子宫内膜异位症风险。然而，近期的研究则显示吸烟的一个有害的影响是增加子宫内膜异位症接触多环芳烃的风险，其中在烟草烟雾中二噁英或多环芳烃可能占主导地位，从而产生对子宫内膜异位症发病的影响。另一负面影响是在儿童时期被动吸烟会增加子宫内膜异位的风险，但需要进一步研究来证实这种影响。最近的一项研究子宫内膜异位症患者的吸烟习惯则显示，吸烟习惯和任何形式的子宫内膜异位的风险（浅腹膜子宫内膜异位症、卵巢深度浸润子宫内膜异位）没有相关性。

酒精的摄入会增加子宫内膜异位的风险。众所周知，酒精会增加身体的雌激素水平，可能会扰乱月经期间免疫反应。但是红白葡萄酒中含有的白藜芦醇（Resveratrol，同时也存在于一些坚果、各种莓类食物中）是一种天然活性成分，具有抗氧化能力，能抑制甘油三酯的合成，抗脂质过氧化和清除自由基，能防止老化、抗肿瘤、保护心血管，抑制新生血管的形成，在动物实验中已经发现白藜芦醇对子宫内膜异位症能起到预防和保护的作用。

145 子宫内膜异位症的患者，如何进行营养素的均衡选择？

在日常生活中，实际很难做到饮食的十分均衡。美国有一项关于为了避免子宫内膜异位症而提倡的健康饮食和营养调查显示，超过84%的女性摄入叶酸的量不是推荐的参考营养摄入量（RNI）。因此，国外有特别推荐女性食用强化这种维生素的面包。这份调查还显示出镁的摄入量则超过74%，未达标，锌和维生素 D 则分别为45%和15%，未达标。总体而言，74%的女性存在营养不均衡。80%的女性存在 ω-3 脂肪酸摄入不足。在英国，在政府大力推荐健康饮食食谱的背景下，也只有15%的女性和13%的男性水果和蔬菜的每日摄入量达标。

此外，现代加工食品存在严重的营养成分缺乏。在超市购物，独立真空包装的绿豆仅仅含有其应该含有的维生素 C 的11%。美国独立食品委员会通过研究发现，从1930年至今的水果和蔬菜，其中矿物质含量减少平均20%，27种蔬菜中镁含量已经下降了24%，钙含量下降了46%，铁含量下降了27%，锌含量下降了59%。全美食品委员会对肉类和奶制品矿物含量比较，从1930年至最近的数据，发现矿物含量减少是相当惊人的，铁含量肉类产品平均下降47%，部分产品下降80%。奶制品的铁含量下降了超过60%，肉制品和乳制品铜和镁都在流失，牛奶中钙损失较轻微，但奶酪平均超过15%，帕尔玛干酪损失则可高达70%。

在这样的一些背景下，子宫内膜异位症的妇女在日常饮食中，需要特别关注食物的营养含量标示，看清食物中各种含量的比例，维生素和矿物质含量的多少，尽可能选择未经加工的食物，尽可能的均衡日常饮食，达到日常所需的营养要素的配比。避免那些促进子宫内膜异位症的物质过度摄入，保障摄入食物的种类尽可能的有助于改善子宫内膜异位症的发生发展。

 抗氧化剂对子宫内膜异位症的影响多大？

有研究显示，如果过少食用能增加抗氧化活性食物的动物，会出现子宫内膜细胞的生长和黏附功能亢进。在一些人类体外细胞的研究中，也显示出抗氧化作用减弱会促进子宫内膜异位症的发生和发展。总而言之，氧化应激过程对女性的整个生殖周期的寿命影响是全面的，其病理过程会涉及女性生殖系统，尤其是子宫内膜异位症的发病及进展。

子宫内膜异位症的女性摄入较低的含抗氧化剂如维生素 C、维生素 E、硒和锌的食物，会使子宫内膜异位严重程度加重。维生素 E 可以帮助减少痛经，同时还能减少月经量。因此，对子宫内膜异位症的女性来说，注意补充富含抗氧化剂的食物应该是一个重要措施，研究表明，抗氧化剂的补充需要 3 个月左右时间才能达到效果。

另外，细胞免疫也参与了子宫内膜异位症的发生发展，如果人体免疫失衡，会减少子宫内膜细胞自发凋亡，这一机制在子宫内膜异位症的发病已经得到证实，因为免疫活性失衡会导致不正常的有活性的子宫内膜细胞增殖并种植。大部分的抗氧化营养素，包括锌和维生素 C，会有助于维持人体正常免疫系统的功能，因此子宫内膜异位症非常重要的营养治疗的一个方法就是摄入足够的含这些抗氧化剂的食物。

147 ω-3 脂肪酸作为抗炎物质的代表，如何保证其摄入？

ω-3 脂肪酸和 DHA（二十二碳六烯酸）都通过对雌激素代谢的调节，成为重要的抗炎物质。补充 ω-3 脂肪酸，尤其是鱼油，对许多无脂或低脂饮食女性来说十分重要。锌、镁和维生素 B_6 也是人体所需脂肪酸代谢成抗炎前列腺素（PGE1 和 PGE3）所必需的。体外研究表明，ω-3 脂肪酸和 ω-6 脂肪酸比率显著减少，女性的子宫内膜异位症发病会随之下降。ω-3 脂肪酸可能是通过减少炎症反应，调节细胞因子作用而在子宫内膜异位症的消退中起作用。ω-6 脂肪酸是一种多元不饱和脂肪酸（缩写 PUFA），和 ω-3 脂肪酸一样，也是人体必要的脂肪酸。这两种脂肪酸都不是人体能够自造的，因此我们必须从饮食中摄取。

ω-3 包括三种脂肪酸：α-亚麻酸、DHA、EPA，前者存在于亚麻油（又名胡麻油）中，后二者存在于鱼肉、鱼油、海藻中。ω-6 的一些主要来源包括家禽，肉，鸡蛋，坚果，种子，油，谷物，全麦面包和月见草油。一些研究人员建议食用 Omega-6 脂肪酸和 Omega-3 脂肪酸的比例应该为 1∶1，这样更能减少患病的风险。也有人建议 2∶1。人体内 Omega-6 脂肪酸和 Omega-3 脂肪酸的比例越低，其患上很多西方社会流行的慢性疾病的概率就越小。取得 Omega-6 脂肪酸和 Omega-3 脂肪酸的平衡的秘方就是：多吃新鲜的蔬菜和食物。试着有规律地食用下图这些食物，另外多吃水果，蔬菜和一些奶制品。鸡蛋、瘦肉和家禽（农场里放养，吃草长大的牛更好——农场里放养和吃草长大是因为这样的牛的肉里的 Omega-6 脂肪酸和 Omega-3 脂肪酸的比例更低，对人体健康更有利）。

肝脏代谢的共轭雌激素是雌激素的无活性状态，通过肝胆管分泌

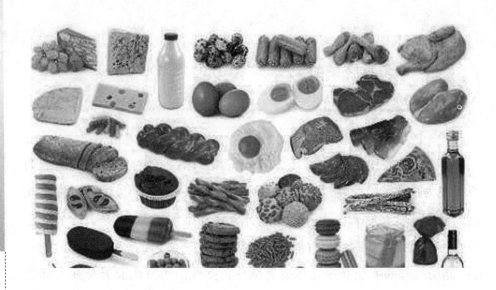

的胆汁将无活性雌激素带入小肠，这些共轭雌激素再通过粪便排出。然而，共轭雌激素也可以在肠道通过一些相关的酶激活后再重新进入血液循环而起生理作用。因此，肠道菌群的平衡，也是子宫内膜异位症营养治疗的一个重要部分，益生菌能降低粪便葡萄糖醛酸酶活性，降低早期游离的荷尔蒙（雌激素）含量，有助于预防结肠癌和防止雌激素再吸收。亚麻籽还可以通过增加粪便益生菌，使无活性雌激素保留在肠道内，从而帮助消除内源性雌激素再生和再吸收起到防止子宫内膜异位症进一步发展的作用。

 B族维生素听说会减轻痛经，对子宫内膜异位症有效吗？

B族维生素（维生素 B_6，维生素 B_{12} 和叶酸）参与雌激素结合和甲基化，维生素 B_1 可有助于减轻痛经。在一项研究中，556 名中到重度痛经的妇女服用维生素 B_1（每天 100 毫克）90 天，然后改服安慰剂。

另一组先服安慰剂 90 天，然后再服维生素 B_1。结果：87% 完全治愈，8% 减轻，5% 无改善。减轻痛经的作用可持续至停服维生素 B_1 至少 2 个月后。作者认为：这种简单易行无副作用的治疗方法非常值得推广。这项研究的结果对子宫内膜异位症痛经也是非常值得参考的。

此外，摄入低剂量的维生素 B_{12} 会降低 ω-3 脂肪酸和 ω-6 脂肪酸比例，这一比例变化有助于防止子宫内膜异位症的发展。

维生素 B 族包括维生素 B_1、维生素 B_2、维生素 B_6、维生素 B_{12}、烟酸、泛酸、叶酸等。这些 B 族维生素是推动体内代谢，把糖、脂肪、蛋白质等转化成热量时不可缺少的物质。如果缺少维生素 B，则细胞功能马上降低，引起代谢障碍，这时人体会出现怠滞和食欲不振。相反喝酒过多等导致肝脏损害，在许多场合下是和维生素 B 缺乏症并行的。

以下是含有丰富维生素 B 族的食品：①含有丰富维生素 B_1 的食品：小麦胚芽、猪腿肉、大豆、花生、里脊肉、火腿、黑米、鸡肝、胚芽米等；②含有丰富维生素 B_2 的食品：七腮鳗、牛肝、鸡肝、香菇、小麦胚芽、鸡蛋、奶酪等；③含有维生素 B_6、维生素 B_{12}、烟酸、泛酸和叶酸等食品：肝、肉类、牛奶、酵母、鱼、豆类、蛋黄、坚果类、菠菜、奶酪等。其中维生素 B_1 在人体内无法贮存，所以应每天补充。B 族维生素若想全部摄取比较困难，但是认真选择食物就可以简单且方便的摄取。上述含有维生素 B 的食物可以分为①和②③两组。看看上述分类就可以明白，②和③全都含在大体相同的食物中。因此①作为一组食物，②和③合在一起形成一组食物，选择这两组食物，基本上可以把 B 族维生素摄取到手。维生素 B_1 是水溶性维生素。和所有 B 族维生素一样，多余的 B_1 不会贮藏于体内，而会完全排出体外。所以，必须每天补充。

149 含镁的食物摄入对子宫内膜异位症有帮助吗？

镁离子以放松对肌肉组织的影响而为大家所熟知，镁可以帮助减轻痛经和腰痛。镁还能增加葡萄糖醛酸基转移酶的活性，此种酶参与肝糖脂化作用，所以镁是一个重要的雌激素解毒剂。所以，适度保持镁的摄入对子宫内膜异位症的发展有一定控制作用。

镁主要存在于绿叶蔬菜、粗粮、坚果等食物中，尤其是叶绿素中，含有大量的镁；相反，精制面粉、肉类、淀粉类食物及牛奶中，镁的含量却不高。蔬菜中的油菜、慈姑、茄子、萝卜等；水果中的葡萄、香蕉、柠檬、橘子等；谷类中的糙米、小米、鲜玉米、小麦胚芽等；豆类中的黄豆、豌豆、蚕豆；水产中的紫菜、海参、鲍鱼、墨鱼、鲑鱼、沙丁鱼、蛤蜊等；另外，松子、榛子、西瓜子也是高镁食品。而脂肪类食物、富强面粉、白糖则含镁较少。

150 子宫内膜异位症的总体饮食建议如何？

（1）减少富含 Omega-6 饱和脂肪酸的食物。

（2）增加富含 Omega-3 脂肪不饱和脂肪酸的食品，如橄榄油、坚果、种子和富含油脂的鱼类。

（3）尽可能食用有机食品，以避免摄入高水平的周期性外源雌激素。

（4）减少咖啡因摄入，包括茶（绿茶除外），可乐，咖啡和巧克力。

（5）控制体重，超重、过于瘦弱均会导致雌激素水平更高。

（6）减少酒精摄入量，以提高肝脏解毒雌激素作用。

（7）多种维生素和矿物质补充剂。

（8）B族维生素（每天50毫克的维生素B）。

（9）镁（每天300毫克）。

（10）维生素E（每天300国际单位）。

（11）柠檬酸锌（每天15毫克）

（12）维生素C与生物黄酮素（每天1000毫克，两次）。

（13）鱼油（每天1000毫克）。

（14）益生菌。

注：每个标注含量的营养量代表每天总摄入量。如果饮食中维生素和矿物质已经含有100毫克镁，额外的镁补充剂也就只需要200毫克即可。

 中医子宫内膜异位症痛经的膳食保健怎么做？

子宫内膜异位症痛经食疗方根据痛经中医分类不同类型有如下选择：

（1）乌豆蛋酒汤：乌豆（黑豆）60克，鸡蛋2个，黄酒或米酒100毫升。将乌豆与鸡蛋加水同煮即可。适用于妇女气血虚弱型，痛经的特点是隐痛坠痛明显，伴有乏力出汗痛经。

（2）山楂桂枝红糖汤：山楂肉15克，桂枝5克，红糖30~50克。

将山楂肉、桂枝装入瓦煲内，加清水 2 碗，用文火煎剩 1 碗时，加入红糖，调匀，煮沸即可。适用于妇女宫寒型，特点是冷痛明显，面色苍白，恶心呕吐者。

（3）姜枣红糖水：干姜、大枣、红糖各 30 克。将前两味洗净，干姜切片，大枣去核，加红糖煎。喝汤，吃大枣。适用于宫寒型，特点同上。

（4）姜枣花椒汤：生姜 25 克，大枣 30 克，花椒 100 克。将生姜去皮洗净切片，大枣洗净去核，与花椒一起装入瓦煲中，加水 1 碗半，用文火煎剩大半碗，去渣留汤。饮用，每日一剂。适用于阳虚宫寒型，并有光洁皮肤作用，特点是冷痛坠痛伴恶心呕吐，面色苍白乏力出冷汗。

（5）韭汁红糖饮：鲜韭菜 300 克，红糖 100 克。将鲜韭菜洗净，沥干水分，切碎后捣烂取汁备用。红糖放铝锅内，加清水少许煮沸，至糖溶后兑入韭汁内即可饮用。适用于气血两虚型，痛经特点是腰骶部酸痛，小腹隐痛，面色晦暗者。

（6）山楂酒：山楂干 300 克，低度白酒 500 毫升。将山楂干洗净，去核，切碎，装入带塞的大瓶中，加入白酒，塞紧瓶口，浸泡 7～10 日后饮用。每次 15 毫升。浸泡期间每日摇荡 1～2 次。适用于瘀血型，特点是绞痛、胀痛，伴有血块，血块排出则痛缓。

（7）山楂葵子红糖汤：山楂、葵花子仁各 50 克，红糖 100 克。以上用料一齐放入锅中加水适量同煎或炖，去渣取汤。此汤宜在月经来潮前 3～5 日饮用。适用于气血两虚型痛经症。

（8）月季花茶：夏秋季节摘月季花花朵，以紫红色半开放花蕾、不散瓣、气味清香者为佳品。将其泡之代茶，每日饮用。适用于月经不调，肝郁型，特点为经前乳房胀痛、心烦明显，痛经为下腹部胀痛等症。

（9）红花酒：红花 200 克，低度酒 1000 毫升，红糖适量。红花洗净，晾干表面水分，与红糖同装入洁净的纱布袋内，封好袋口，放入酒坛中，加盖密封，浸泡 7 日即可饮用。用法：每日 1~2 次，每次饮服 20~30 毫升。具有养血养肤，活血通经功能。适用于妇女血虚兼血瘀型，特点为下腹部刺痛，跳痛月经有血块，面色萎黄等症。

 中医子宫内膜异位症慢性盆腔痛的膳食保健怎么做？

子宫内膜异位症慢性盆腔疼痛的原因按照中医分类如下，推荐以下几种保健食疗方：

（1）气滞血瘀表现：小腹刺痛或胀痛，疼痛放射至腰骶部，下腹部有包块，压之疼痛，白带量多，月经不调，色暗有血块。食疗：①山楂 30 克、佛手 15 克、苦菜 60 克，加水同煎，每日 1 剂，连服 7~8 剂。②败酱草 30 克、佛手、玫瑰花各 10 克，水煎服。每天 1 剂，连服 5~6 天。③荔枝核饮：荔枝核、茴香各 30 克炒黑，研细末。服 3 克/次，温酒送下。经前 3 日开始服，2 次/日，服至经净。④鸡蛋川芎酒饮：鸡蛋 2 个，川芎 9 克加水 600 毫升同煎，蛋熟后去壳略煮，酌加黄酒，食蛋饮汤。月经前 3 日开始服，1 剂/日，连服 5 日/疗程。⑤桃仁粥：桃仁 15 克捣烂，加水浸泡，研汁去渣，与粳米 50 克同入砂锅，加水 500 毫升，文火煮成稀粥，调红糖适量食。隔日 1 剂，早、晚各服 1 次。⑥益母草煮鸡蛋：益母草 45 克，延胡索 15 克，鸡蛋 2 个，加水 800 毫升同煮，蛋熟后去壳略煮，去药渣，吃蛋饮汤。月经前 2 日开始服，1 次/日，连服 5 日。⑦粳米薤白粥：粳米 60 克、薤白 10 克加水 1 升煮粥。每晨服 1 次，经前开始，连服 1 周。⑧黑豆红花饮：黑豆、红糖各 30 克及红花 6 克同入锅，加水 2 升，煮沸 10 分钟后取汁。10~20 毫升，代茶饮。⑨鲫鱼汤：血竭、乳香各10克装入鲫鱼1尾（约250克）之鱼腹，加水500毫升煮汤，服汤食肉。1次/日，连服3~5日。

（2）脾肾阳虚（"宫寒"）表现：小腹坠胀、隐痛，白带量多、清稀。伴腰酸肢软，畏寒肢冷，面肿。食疗：①韭菜根50克、鸡蛋2个、白糖50克，同煮汤食，连服数天。②核桃仁20克、芡实18克、莲子18克、粳米60克，煮粥常食。③鸡煮益母草：鸡一只（黑骨白毛者佳），益母草500g（分4份，一酒一醋、一姜汁、一川芎汁各浸透炒干）。将制好的益母草，放入鸡堂内，用清汤煮，鸡淡吃，或酒送下亦可。鸡骨并药渣焙干为末，加归身120g、续断60g、姜18g为末，炼蜜为丸，每丸9g。每日早、中、晚各服1丸。④五香羊肉：羊肉去肥油，蒸熟或煮熟，切片，加蒜、姜、豆豉、葱、茴香、五香酱油等调料拌食。⑤虾肉炒韭菜：虾肉50克，用水泡软。锅中放油加热后，与切好的韭菜250克同炒，炒熟后加盐等调味品食用。⑥苁蓉羊肾汤：羊肾1具，去筋膜，加肉苁蓉（酒浸切片），枸杞子各15克，共煮汤。加入葱白、盐、生姜等调味品，吃羊肉，饮汤。⑦黑豆炖狗肉：狗肉250克，黑豆50克，加八角、茴香、桂皮、陈皮、草果、生姜、盐、味精等，同炖。食狗肉，饮汤。⑧附片炖猪腰：取附片6克，猪腰2个，洗净切开去筋膜，切碎共炖，用精盐、味精调味，饮汤食猪腰。每天1次，连用10天为一疗程。⑨苁蓉羊肉粥：取肉苁蓉20克，洗净切薄片；精羊肉150~250克，洗净切碎；大米100克洗净。同煮粥食用。⑩归地烧羊肉：主料：肥羊肉500克切块，当归、生地各20克，干姜10克，酱油、食盐、黄酒、糖适量。做法：将这些材料一起放入锅内加水煮熟食用，具有补虚益气，温中暖下的作用。⑪鹿胎膏药用第一次有史料记载，具有补气益血，调经散寒的功能，能"补气养血、滋补肾阳、暖宫、温经散寒、行气止痛、活血调经、延经之作用"。经常服食对宫寒痛经有很明显的缓解作用。

（3）肝肾阴虚表现：小腹隐隐作痛，白带量多色黄黏稠腥臭。伴腰膝酸软，头晕，或月经提前，色淡红。食疗：①生地 30 克，粳米 30~60 克。将生地洗净切片，用清水煎煮 2 次，共取汁 100ml。把粳米煮粥，待八成熟时入药汁，共煮至熟。食粥，可连服数日。②鸽蛋 5 个，阿胶 30 克。先将阿胶置碗中，入清水适量，无烟火上烤化，趁热入鸽蛋和匀即成。早晚分作 2 次食用，可连续服用。

153 中医子宫内膜异位症排便痛的膳食保健怎么做？

子宫内膜异位症患者的排便痛表现为下坠胀痛，排便不畅。建议平时不要食用辛辣刺激，油炸，烧烤，烟熏等食品，而是多吃些纤维素含量较高的清淡食物，如芹菜、绿油菜、玉米、麦片等，因为纤维素能促进肠道蠕动，也可以多吃些水果蔬菜等之类的食物，如苹果、香蕉、梨等，都可以保持大便通畅，使排便疼痛缓解。但食用水果时不能过度寒凉。

154 中医子宫内膜异位症不孕的膳食保健怎么做？

子宫内膜异位症属于中医的血瘀证，日常饮食需要多注意避免干扰体内血液循行的食物，尤其注意在月经前后对食物的寒凉温热等不同的特性，做出合理的选择。

宜：养生行血，益气养血：干果，核桃，大枣、桂圆。家禽家畜、蛋乳、鱼鲜一般均可食用，多食用补虚益气食品，葱白除风散寒，疏通肝经，食之有益。木耳有和血之功，亦可多食。多食用补虚益气食品。可以助气行血，能有缓解疼痛之效。子宫内膜异位症气血虚少者尤为适宜。酒类温阳通脉，行气散寒可适当饮用，发挥散瘀缓痛之功。芥末、茴香、花椒、胡椒之类，性亦温通。玫瑰花理气解忧，和血散瘀，用以调味均好。红糖煮生姜，以红糖之甘，益气缓中，散寒活血，加生姜之温，助其通瘀之力，每日饮用，颇有裨益。家禽家畜、蛋乳、鱼鲜一般均可食用，气血虚少者用以益气养血效果较好。

不宜：肥厚油腻，易于滞瘀，少食为好。应忌一切寒凉食品。行经前后，尤需注意进食过热的汤、菜，生冷食物均属禁忌。酸涩收敛之品，易导致瘀气滞血，应予避免。子宫内膜异位症饮食在蔬菜之中，油菜、荠菜、苋菜、海带、黄瓜、丝瓜、冬瓜、茄子、薤白、竹笋、莲藕均属凉性，在月经前后少食为好，尤不可生食。水果多为生食，子宫内膜异位症患者经前后亦宜避免。

第八章　子宫内膜异位症
健康生活方式篇

155 缓解压力会有助于子宫内膜异位症的缓解吗？

现代生活方式充满了各种压力，如交通堵塞，火车晚点，错过了与所爱的人的约会，金融风暴，担忧工作和家庭变故等，大家都熟知，这些突如其来的或者日常围绕在我们身边的压力会更普遍的影响健康状态。同样，压力也可以在子宫内膜异位症中发生作用。脂肪酸脱饱和酶转换酶、亚麻酸（ALA）、二十碳五烯酸（EPA）可降低压力，使产生抗炎的前列腺素减少。但压力会增加亚麻酸转化成花生四烯酸（DGLA），进而产生促炎的前列腺素增加。控制压力对身体的影响需要我们自己学会放松心情，调整生活，或通过瑜伽、打坐、冥想等方式达到缓解压力的作用。

156 外源雌激素暴露增加会促进子宫内膜异位症发展吗，如何预防？

一些雌激素暴露是被动的，如环境外生的雌激素和外源性杀虫剂和塑料工业制剂的吸入。美国环境署的一项长达 5 年的环境研究显示，雄鱼可以表达雌鱼的特征。这些内分泌化学物质紊乱可能也会影响人类的生存和发展，并极有可能参与女性生殖系统疾病如子宫内膜异位症和子宫肌瘤的发生发展。

研究已经表明二噁英和子宫内膜异位的发展之间的内在联系。在用含二噁英的食物喂养后，大约79%的雌性恒河猴自发发生子宫内膜异位症，高剂量组的子宫内膜异位症则非常严重。二噁英除了可以出现在食品中，也可出现在氯漂白的副产品纸和纸浆中，所以建议子宫内膜异位症的女性使用有机棉卫生巾和卫生棉条，尽量避免食用漂泊的卫生纸。

157 锻炼有助于减轻子宫内膜异位症吗？

以下三个原因会解释通过锻炼减轻子宫内膜异位症的原因：

（1）锻炼会释放内啡肽：当我们锻炼身体时，大脑会释放使我们感到愉悦的化学物质内啡肽，内啡肽是一种非常有益的减轻疼痛的激素物质，每天10分钟中等程度的锻炼（任何形式的锻炼可使你出汗和感到轻微呼吸急促即可）就能产生这种物质。

（2）规律而持久的锻炼可降低体内雌激素的总量：持续的锻炼可保持体重和体型，从而使体内的代谢呈正向而减少雌激素的蓄积。

（3）锻炼改善血液循环：中等程度的锻炼使心脏泵血功能增强，使脏器血液供应充足，血液携带的氧气和营养物质可以有效提高机体免疫力。

158 睡眠失调会促进子宫内膜异位症的发生发展吗？

迄今为止，没有数据说明睡眠失调，如失眠、早醒、入寐困难、多梦等会促进子宫内膜异位症的发生发展。但是，子宫内膜异位症患者由于疾病的病情进展，会干扰患者心理健康，如果心理健康受到的影响较重，尤其是患者痛经、性交痛等发作时，则可能出现睡眠障碍的问题；另外，在进行 GnRh-a 治疗时，往往在雌激素水平下降到一定程度，也就是用药的两个月左右，患者会出现比较明显的更年期症状，潮热出汗，心烦失眠等。在这些情况下，需要积极地处理睡眠问题，采取相应的措施改善睡眠。

改善措施有以下几个方面：①遵循有规律的睡眠时间表，每天同一时间上床，同一时间起床，周末亦如此。②维持合适的睡眠环境，应有一个安静、清洁舒适的环境。卧室保持光线黑暗和安静，室内温度不宜过冷或过热，湿度不宜过高或过低。睡前开窗通气，让室内空气清新，氧气充足，但应防感冒。③注意睡姿，以右侧卧尤好，可有利于肌肉组织松弛，消除疲劳，帮助胃中食物朝十二指肠方向推动，还能避免心脏受压。右侧卧过久，可调换为仰卧。舒展上下肢，将躯干伸直，全身肌肉尽量放松，保持气血通畅，呼吸自然平和。④避免睡前兴奋，睡前兴奋，会招致失眠和多梦。因此睡前不要做强度的活动，不宜看紧张的电视节目和电影，不看深奥的书籍。⑤调节睡眠时间，睡眠时间一般以醒来全身舒服、精力恢复、身心轻松为好。可视自己的体质、生活习惯自行调节。⑥睡前热水泡脚，促使血管扩张，引导气血下行，缓解疼痛，使睡意蒙眬，入寐时间缩短，睡得更熟、更香。⑦睡前勿进食，睡前进食，特别是油腻之品，会增加胃肠的负担，横膈向上抬，胸部受压，腹部胀满，易引起多梦、说梦话、发梦魇，应极力避免，不要喝含咖啡因和酒精的饮料。⑧睡前少饮水先小便，多数子宫内膜异位症患者病久肾气亏虚，如果没有心脑血管疾患，则应睡前少饮水，解小便后再上床。避免膀胱充盈，增加排便次数。⑨定期运动，运动可帮助自然地进入睡眠，但不要在太晚的黄昏时运动，因为这能刺激心血管和神经系统，并使你保持清醒。

 子宫内膜异位症患者有必要与周围人进行交流吗？

　　疼痛是一种很主观的描述，对子宫内膜异位症患者来说，出现了严重痛经、性交痛、慢性盆腔痛等因为发作的特异性，往往很难让患者的工作伙伴、伴侣、父母、兄弟姐妹很好理解患者的感受，并很难从他们那里得到足够的同情和重视，在这种情况下，患者往往会加重对疼痛的敏感性，一方面加重已有的疼痛症状，另一方面，给子宫内膜异位症患者的心理健康带来极大的负面影响，从而加重病情的发展。而对于子宫内膜异位症患者合并不孕的患者来说，如果疾病得不到亲人的理解和积极的帮助，对家庭生活的影响往往很大，甚至会严重影响夫妻关系、婆媳关系等。

　　因此，作为一名子宫内膜异位症患者，需要积极的科普学习，了解自己疾病的状况，与医生积极沟通交流，获取对自己疾病的病情的基本判断，对疾病进展的预估，寻找必要的支持，包括来自医生和病友团体、网络等的支持。日常生活中，主动将自己的病情、病状与周围关系密切的人进行各种各样的交流和沟通，加深他们对自己的同情和理解，并在自己需要时提供积极的帮助。例如，有性交痛的夫妻可以在性生活时采取一些有效的措施，包括心理的抚慰、性生活的方式方法多样化等来加强改善性生活的质量，积极促进怀孕。

对痛经发作时，必要的休息，家庭成员的关爱，同事的帮助，包括请家人或朋友煮姜糖水饮用，帮忙按摩一些止痛的穴位，用温热灸的办法如灸三阴交、关元穴等一些可以在家庭或者工作场所开展的简易疗法来有效地帮助患者缓解疼痛。不孕的患者让丈夫和婆婆能深刻理解子宫内膜异位症的痛苦，认清子宫内膜异位症无法得到根治，让家人主动协助自己就医，较好地配合医生的指导，争取早日受孕，改善家庭关系。

160 中医养生的学说对子宫内膜异位症患者有帮助吗，如何取舍？

养生保健已经成为时尚，也是时代的"热词"，养生保健的讲座、书籍等如火如荼的在全中国盛行，也有了"盛名之下其实……"的质疑之声。所以，需要稍微梳理一下中医养生保健的内容，中医的养生保健是指在中医理论指导下，通过各种方法达到增强体质、预防疾病、延年益寿目的的保健活动。中医养生的理念是顺应自然、阴阳平衡、因人而异。情绪调整、饮食有节、起居有常、适度运动是中医养生的四大基石。中医养生保健强调全面保养、调理，持之以恒。

中医治未病思想与养生保健密不可分，涵盖健康与疾病的全程，包括三个阶段：一是"未病先防"，预防疾病的发生；二是"既病防变"，防止疾病的发展；三是"瘥后防复"，防止疾病的复发。中医养生保健强调药食同源。日常的食物有其阴阳五行的属性，也就有不同的调理功能。

综上所述，中医的养生保健在强调个体化的基础上从饮食、起居、心理健康（情绪调节）、运动等几个方面强调和谐有序和适度，与子宫内膜异位症在西医预防疾病学说中对生活方式、健康饮食、运动锻炼等的强调是不谋而合的。因此，能真正从这四个方面做到有序有节，无论任何疾病都是可防可治的。很多的患者认为中医的养生就是吃喝什么、怎么吃喝的问题，实际上是以偏概全，以点带面，把中医养生保健简单化和机械化的表现，是不可取的。

另外，要强调的是，中医看人从来都是很个体化的，每个人的体质偏寒偏热不同，所谓的养生保健方式方法也因人而异，需要请专业的中医师来帮助患者判断。另外，无论中西医，对健康生活方式的强调并不是所有人都能轻而易举的做到的，尤其是在大都市工作和生活的人们，能持之以恒地做到饮食有节、起居有常、心绪健康、适度运动也是一件非常不容易的事。

 子宫内膜异位症患者如何掌握基本的中医养生保健方法？

中医养生保健的最关键的是判明人体不同的体质，再根据体质进行相应的养生保健指导。具体到子宫内膜异位症患者而言，常见的三种类型，一是寒凝气滞血瘀型，二是湿热血瘀型，三是肾气虚血瘀型。

对寒凝血瘀而言，除各种疼痛、不孕、包块等症状体征外，还有怕冷，小腹发凉，面色发青，舌边有瘀点，瘀斑，性格急躁等。养生的基本原则是多食用温性食物，如羊肉、韭菜等，切忌贪凉饮冷，注意保暖，起居宜与四季相应，日出而作，多进行一些锻炼，如太极拳、瑜伽等，逐渐让身体处于温热状态，也可酌情用温热水泡脚，温灸腹部，刮痧等。

部，刮痧等。

对于湿热血瘀而言，除各种疼痛、不孕、包块外，常见的症状是怕热，食欲不振，白带多色黄，大便黏腻，舌苔白腻有瘀点瘀斑，性情较急等。养生的基本原则是多食用清热利湿之品，如莲子心、薏仁米、山药，少食用辛辣刺激食物，早睡：晚上9~10点就应就寝，禁忌熬夜，运动选择轻缓运动，注意不能剧烈运动，不能过分出汗，微微出汗的轻缓运动为佳，包括慢跑、游泳等，也可循行膀胱经让家人帮你捏脊，就是从脖子到腰，沿脊柱两侧捏下来，有利于排除湿气。

对于肾虚血瘀而言，除了各种疼痛、不孕、包块外，常见的症状是腰酸腿软、乏力、夜尿频，舌边瘀点瘀斑，性情抑郁等。养生的基本原则是多食用一些补肾养血的食物，如肝脏、龙眼肉、枸杞、黑豆、山药等，适度性生活，保障充足的睡眠时间，多进行适度运动，太极拳、散步、慢跑等，经常进行腰部活动，这些运动可以健运命门，补肾纳气。还可多做一些刺激脚心的按摩，脚心的涌泉穴是浊气下降的地方，经常按摩涌泉穴，可益精补肾、强身健体。

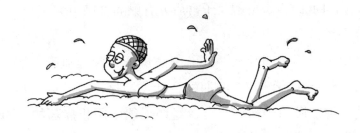

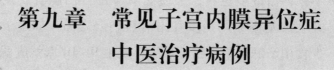

第九章　常见子宫内膜异位症中医治疗病例

子宫内膜异位症——痛经患者

病例一：患者：23岁，未婚。2011年初诊。经行腹痛10余年，渐进加重3年。体检B超未发现盆腔包块，到门诊求治。患者初潮开始就有痛经，月经基本规则，量中等，有较大血块，近3年，痛经加剧，需服用止痛药物3～4片，曾经因痛性晕厥而不能工作。平素贪凉，腰酸痛乏力，饮食可，大便正常，月经间期有时有出血。体检CA125：35U/ml。妇科肛门检查可触及子宫后方有触痛性结节。

诊疗经过：

患者因不愿用西药疗法，故经中医辨证为肾虚血瘀，给予三个月补肾养血，化瘀止痛汤药，经期配合针灸治疗，痛经可缓解，1～2片止痛药物，继续服用中药三个月，经期无须服用止痛药物，2011年底因工作原因无法服用汤药，建议患者服用避孕药。2012年6月因觉避孕药服用期间经常觉浮肿而不愿意继续服用避孕药停药，半年后痛经又出现，再次到门诊求治，建议经期针灸治疗控制痛经，尽快结婚生育。

病例二：患者，女性，31岁，已婚，2013年3月初诊。痛经渐进性加重5年，排卵期后小腹疼痛以灼痛或刀割样疼痛为主，自诉每于月经中期出现下腹灼痛，以月经第1天下腹疼痛剧，经血排下则下腹灼痛略减，遇热腹痛甚，经量中等，夹血块，经血鲜红，腰骶部酸痛，肛门坠痛，严重影响工作，每需服止痛药腹痛缓解，素心烦，口干，头晕，时耳鸣，夜尿略频，大便调。患者 2008 年曾经行右侧巧囊加盆腔粘连手术，术后注射达菲林 3 个月，近复查 B 超似未见巧克力囊肿复发。但妇科检查可触及子宫后活动较差，后穹隆有触痛点。

诊疗经过：

患者暂时无生育打算，对西药副作用较为畏惧，故而转求中医治疗。经中医辨证为肾虚兼血热血瘀，治宜滋肾清热，活血化瘀止痛。除了早晚服用六味地黄汤合血府逐瘀汤加减外，每晚避开经期用中药灌肠 1 次。经治疗 3 个月疼痛症状基本缓解，排卵期疼痛可忍受后改服中成药知柏地黄丸合散结镇痛胶囊善后调理，随访半年诸症未见加重。

163 子宫内膜异位症——巧克力囊肿

病例一：患者，27 岁，未婚。2010 年初诊。体检 B 超发现盆腔包块 50mm×60mm，内有强回声光点，疑似巧克力囊肿，到门诊求治。患者平素无痛经，月经基本规则，量中等，有较大血块。平素贪凉饮冷，冬天手脚冰凉，怕冷，熬夜，饮食可，大便正常。实验室检查 CA125：59U/ml。

诊疗经过：

患者因不愿手术治疗，也不愿用西药疗法，故经中医辨证为寒凝血瘀，给予三个月温经散寒，化瘀消癥汤药一个疗程的治疗，囊肿明显缩小为 30mm×28mm×22mm（2006/6/12），继续服用中药三个月，2010 年 12 月 8 日外院 B 超检查：囊肿仍未消失：30×22.5×18mm。月经血块减少。患者因到国外工作一段时间，故建议患者服用避孕药，定期复查，服用避孕药期间，囊肿仍然未明显消失，也未明显增大。2012年6月回国后不愿意服用避孕药，改服用中成药桂枝茯苓丸配合右归丸，定期检查，半年后B超发现囊肿消失。2013年患者结婚怀孕，足月妊娠分娩哺乳至今未发现子宫内膜异位症复发。

病例二：患者，36岁，已婚，育有一女，6岁。2006年初诊，患者13岁初潮就有月经带经期长，7~8天干净，但无痛经。2004年7月11日因体检发现右侧卵巢囊肿，大小约60mm×80mm，在腹腔镜下行右卵巢巧克力囊肿剔除术+盆腔粘连松解术。术后肌内注射6针达菲林。此后定期检查，于2006年3月14日B超发现右侧卵巢囊肿（巧克力囊肿?)，右卵巢巧克力囊肿大小约为50mm×45mm×36mm。患者近两年月经提前7~10天，量少，淋漓不尽，8~10天净，月经有血块，无明显痛经，无性交痛，无排卵痛，平素觉乏力，饮食不多，大便干。

诊疗经过：

患者因不愿再次手术，也不愿用西药疗法，故经中医辨证为气虚血瘀，给予三个月补气活血，化瘀消癥汤药一个疗程的治疗，囊肿明显缩小为30mm×28mm×22mm（2006/6/12)，继续服用中药三个月，2006年9月8日外院B超检查：囊肿20mm×15mm。月经基本转为正常。2008年患者再次怀孕，足月妊娠分娩哺乳至今未发现子宫内膜异位症复发。

子宫内膜异位症——不孕

患者：29岁，已婚。2008年初诊。未避孕未怀孕2年，经行腹痛

10 余年，渐进加重 3 年。体检 B 超未发现盆腔包块，到门诊求治。患者初潮开始就有痛经，月经基本规则，量中等，有较大血块，近 3 年，痛经加剧，需服用止痛药物，结婚 4 年，避孕 2 年，近 2 年未避孕未怀孕，配偶检查正常。患者 18 岁时因巧克力囊肿行腹腔镜手术治疗，此后 B 超未见巧克力囊肿复发，但一直痛经。平素情绪抑郁，烦躁易怒，饮食可，大便正常。

诊疗经过：

患者输卵管检查和排卵监测，结果显示一侧输卵管不通，盆腔粘连，卵泡发育欠佳，患者选择中医治疗，故经中医辨证为气滞血瘀，给予三个月理气活血，化瘀止痛汤药口服和灌肠治疗，经期配合针灸推拿治疗，痛经缓解，继续服用中药三个月后，经期可不服用止痛药物，但仍未能怀孕，建议患者采用辅助生殖技术，即"试管婴儿"，半年后妊娠足月分娩一正常男婴。

165 子宫内膜异位症——盆腔疼痛

患者：33 岁，未婚。2013 年初诊。排卵期腹痛 5 余年，渐进加重 2 年。患者 5 年前发现双侧卵巢巧克力囊肿行腹腔镜治疗巧囊剥除术加盆腔粘连松解术，术后肌注诺雷得 6 针。月经复潮后出现排卵期疼痛，且呈加重趋势，排卵期需服用止痛药物，B 超尚未发现盆腔包块，但显示子宫肌层回声不均。到门诊求治。患者初潮开始就有轻度痛经，月经基本规则，量中等，色暗，有小血块，近 2 年，痛经未加剧，但经净后一周腹痛重度，持续 3 天，需服用止痛药物 3~4 片，影响日常工作。平素腰酸痛乏力，怕冷明显，饮食可，大便正常。检查 CA125：

105U/ml。

诊疗经过：

患者因不愿用西药疗法，未婚，暂时没有生育打算，故经中医辨证为肾虚血瘀，给予三个月补肾养血，化瘀止痛汤药口服，配合针灸、膏药贴敷等措施治疗，排卵痛可缓解，用1~2片止痛药物，继续服用中药三个月，排卵期停用止痛药物，此后建议患者服用避孕药3~6个月，停避孕药则可选择针灸治疗控制疼痛，尽快结婚生育。

166 子宫内膜异位症——月经失调

患者： 33岁，已婚，育有1女。2012年11月初诊。患者既往月经规则，但一直有痛经，结婚3年一直未避孕未怀孕，后服用中药两个月于2009年11月第一次怀孕后行剖宫产一女，术后哺乳5个月，其间闭经。产后6个月月经复潮，开始尚规则，量不多，痛经不明显。此后逐渐出现月经来潮时痛经加重趋势，需服用止痛药物，伴恶心呕吐，并有月经淋漓不尽，带经十余天至半个月干净，月经周期基本规则。2012年9月B超检查发现右侧卵巢可见大小为3.0cm×4.0cm囊性包块，内见密集点状回声，余（-）。提示：右侧巧克力囊肿？

诊疗经过：

2012年11月来就诊，主诉：经行腹痛为中到重度，经量第二天略多，色黯，淋漓不尽，经期延长至10~14天，伴乏力、肛门坠胀，白带多，大便稀溏，舌质暗，苔薄白，脉沉迟无力。中医诊断：气虚血瘀证；治法：益气消癥，温通祛瘀。采用中药口服配合中药灌肠、热敷等治疗，避开经期出血用药，经治疗3个月，症状缓解，右侧包块缩小至 2cm 左右，月经基本控制在 7~8 天干净，痛经可忍受，服用 1 片止痛剂。后患者出国改服中成药八珍颗粒和散结镇痛胶囊。出国后打算第二次怀孕，在国外行体外受精-胚胎移植（IVF-ET），取卵 10 个，试管婴儿一次成功，第二次怀孕于 2014 年 2 月正常分娩一女，母女健康。

 子宫腺肌病（瘤）

患者：26 岁，已婚。2008 年初诊。未避孕未怀孕 2 年，经行腹痛 10 余年，经量增多，痛经渐进加重 2 年。体检 B 超发现子宫增大至 17cm×15cm×13cm，回声不均，可见较大的直径为 4cm 左右的腺肌瘤，提示：子宫腺肌病（瘤）？到门诊就诊。患者初潮开始就有痛经，月经基本规则，量一直偏多，有较大血块，近 2 年，痛经加剧，需服用止痛药物，月经量偏多，结婚 4 年，未避孕未怀孕，配偶检查正常。平素烦躁易怒，贪食辛辣食物，面部痤疮，饮食可，大便干。

诊疗经过：

患者愿意选择中医治疗，故经中医辨证为气滞兼湿热血瘀，给予六个月理气清热活血，化瘀止痛汤药口服和灌肠治疗，痛经略有缓解，但仍未能怀孕，患者到西医医院行开腹手术治疗，提出腺肌瘤，术中发现盆腔粘连较轻（手术大夫分析可能与服用中药有关），松解盆腔粘连，术后辅以达菲林肌注 3 针，采用辅助生殖技术，即"试管婴儿"，后妊娠足月分娩一正常女婴。哺乳结束后，患者月经复潮痛经又逐渐加重，上"曼月乐"避孕环缓解。

子宫腺肌瘤合并巧克力囊肿

患者：30 岁，已婚。已经育有 1 子 6 岁。2004 年 3 月初诊。患者于 2003 年 10 月因下腹部持续性疼痛，于当地医院挂急诊，以"卵巢囊肿破裂"入院急诊手术，术中：子宫增大，前壁见 6.1cm×5.2cm 包块，左卵巢包裹粘连固定于左阔韧带后叶和子宫直肠窝，右附件区见一肿物约 6.4cm×5.4cm×4.7cm，将输卵管包裹固定于右阔韧带后叶，输卵管伞端粘连，行子宫腺肌瘤剔除术+右侧巧囊剔除术+双侧附件粘连剥离松懈术+双输卵管伞端成形术+双输卵管通液术。术后遵医嘱服用孕三烯酮三个月，因肝功能异常而停药。2004 年 2 月 B 超检查发现子宫增大，回声不均，最大腺肌瘤大小：3.2cm×2.8cm，左侧附件囊肿，大小 3.3cm×3.2cm，内见密集回声光点，疑似巧克力囊肿。

诊疗经过：

患者因已经无生育打算。故开始采用中医方法控制病情。诊断：子宫内膜异位症（子宫肌腺病、巧克力囊肿术后复发?）。术后临床表现：经前乳房胀痛，经期肚脐周围胀痛，腰骶冷、痛，月经量减少，经色黯淡，伴黑色血块，痛经较重，夜尿频多，白带量多，无异味，舌质暗紫，苔薄白，脉沉细。采用理气疏肝、化瘀止痛、中药口服配合灌肠以及针灸治疗 6 个月后，疼痛症状基本控制，月经量、色转调。复查 B 超：子宫增大，回声不均，见 1.2cm×1.8cm 稍强回声（肌瘤?），右附件囊肿大小 2.5cm×1.8cm，内有密集光点，余未见异常。继续巩固治疗服用中成药桂枝茯苓丸配合加味逍遥丸，后患者于 2009 年在国外再次怀孕分娩，分娩后两年在国外上"曼月乐"避孕环至今，未见复发。

169 腹壁子宫内膜异位症

患者：36 岁，已婚，育有 1 子。2008 年 6 月初诊。患者于 2007 年 11 月行剖宫产，术后 7 个月发现在切口上有一约 2cm 左右大小结节，质硬，活动欠佳，无触痛；切口下 3 寸可触及一包块，约 2.2cm×2.6cm 大小，质硬，活动欠佳，无触痛。月经来潮时两包块发红，质硬，触痛明显，直至月经干净 7 天后，疼痛慢慢缓解。2008 年 6 月 B 超检查发现腹壁剖宫产瘢痕上缘可见结节，回声不均，大小：3.0cm×2.0cm，另一个距剖宫产瘢痕下缘 3cm 左右可见大小 2.3cm×3.0cm 的无回声，边界不清。疑似腹壁子宫内膜异位症结节？

诊疗经过：

2008 年 6 月来就诊，主诉：经行腹痛为中度，经量减少，色黯，淋漓不尽，经期延长至 10~14 天，伴乏力、气短、腰酸、肛门坠胀，喜温热，夜尿频多，白带多，舌质暗，苔薄白，脉沉迟无力。中医诊断：阳虚血瘀证；治法：益肾消癥，温通祛瘀。采用中药口服配合腹壁中药热敷治疗，避开经期用药，经治疗 4 个月，症状缓解，包块缩小至 1cm 左右。后患者因服中药不便改服避孕药随访 1 年未见腹壁包块增大。